날마다 행복한
시니어 놀이책

1

날마다 행복한
시니어 놀이책 1
미술·언어 놀이

초판 1쇄 인쇄   2024년 12월 5일
초판 1쇄 발행   2024년 12월 20일

지은이   안명숙
펴낸이   송주영
펴낸곳   북센스
편 집   조윤정
삽 화   신은영
디자인   심심거리프레스

출판등록   2019년 6월 21일 제2021-000178호
주소   서울시 종로구 효자로15, 2층
전화   02-3142-3044
팩스   0303-0956-3044
이메일   ibooksense@gmail.com
ISBN 979-11-91558-45-6 (04370)
      979-11-91558-44-9 (세트)

*이 책에 실린 모든 내용은 저작권법에 따라 보호받는 저작물이므로
 무단 전재나 복제를 금합니다.
*책값은 뒤표지에 있습니다.

날마다 행복한
시니어 놀이책 1

안명숙 지음

미술·언어 놀이

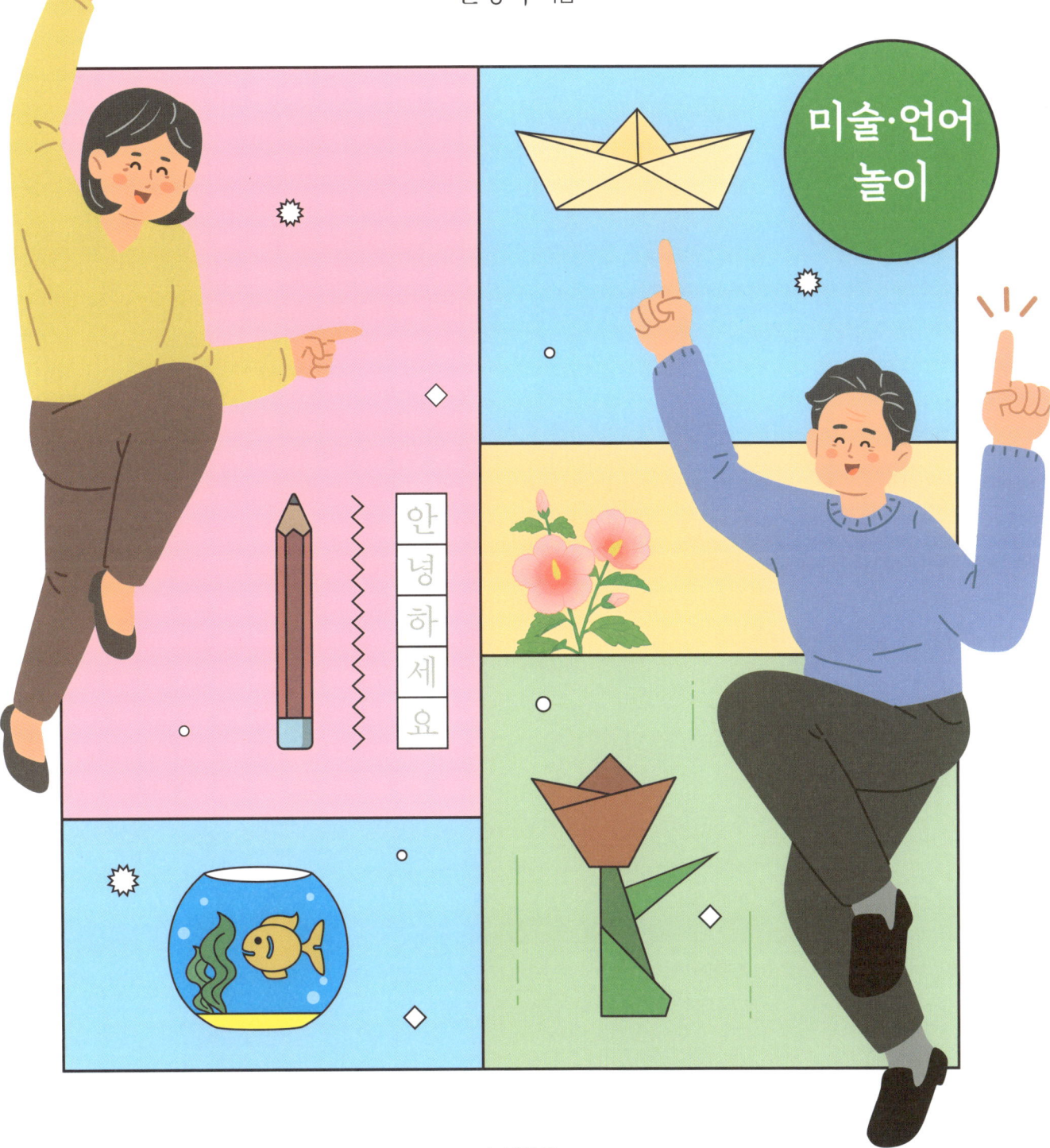

북센스

차례

이 책을 보는 방법   6

날마다 행복한 미술 놀이

- **01** 나도 화가   11
- **02** 꽃 색칠하기   15
- **03** 여름 나무, 가을 나무   21
- **04** 들꽃 그리기   28
- **05** 색종이 튤립 접기   31
- **06** 색종이 배 접기   35
- **07** 색종이 물고기 접기   38
- **08** 색종이 산타 접기   41

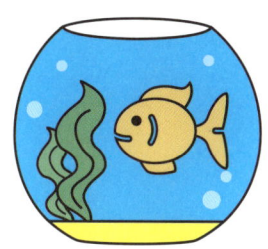

날마다 행복한 언어 놀이

01	나는 속담왕	47
02	옛날이야기	49
03	여보세요 전화기	54
04	끝말잇기	59
05	시장에 가면	61
06	한글 따라 쓰기	64
07	대결! 콩을 옮겨라!	68

| 풀이 | 71 |
| 부록 | 72 |

이 책을 보는 방법

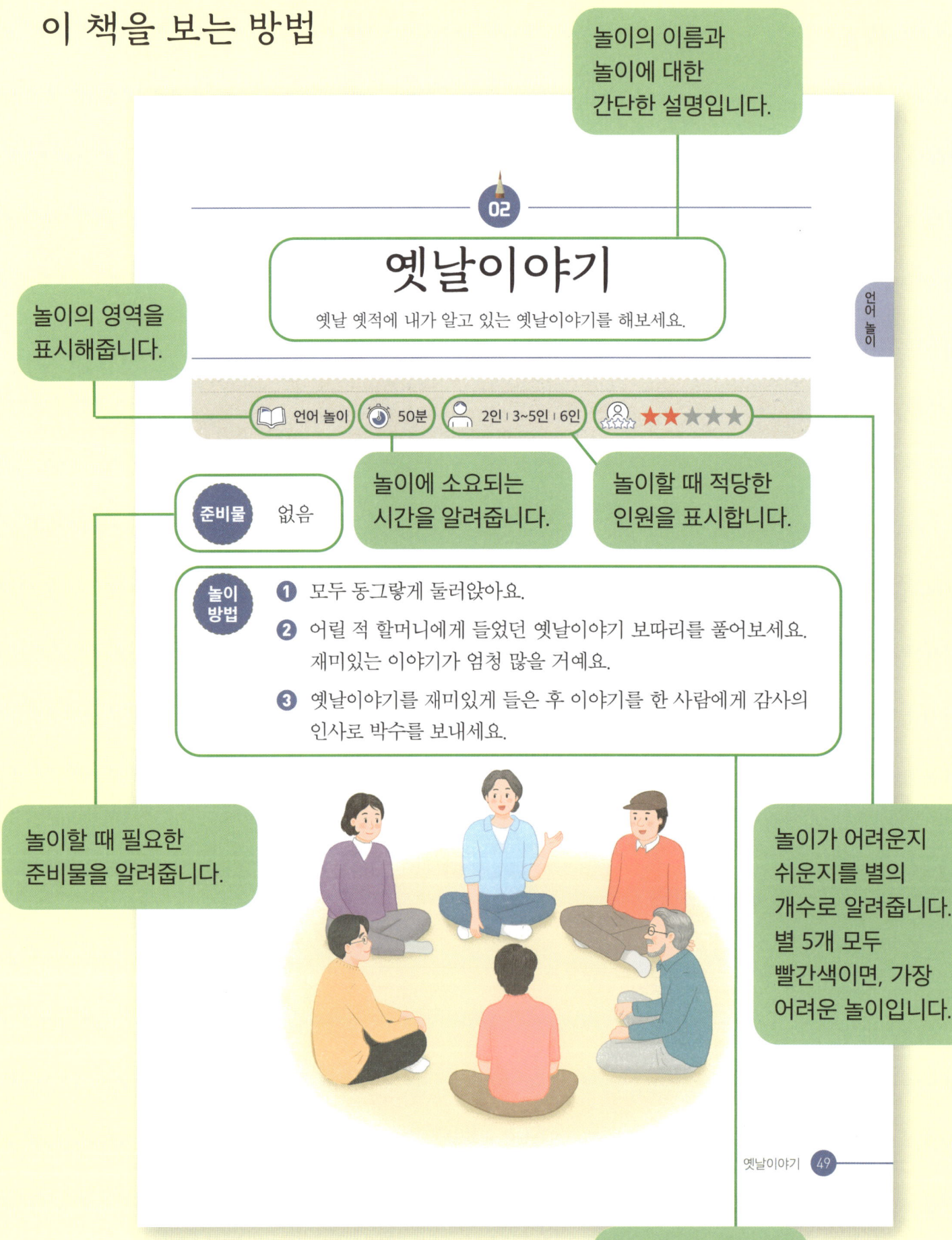

놀이의 이름과 놀이에 대한 간단한 설명입니다.

놀이의 영역을 표시해줍니다.

놀이에 소요되는 시간을 알려줍니다.

놀이할 때 적당한 인원을 표시합니다.

놀이할 때 필요한 준비물을 알려줍니다.

놀이가 어려운지 쉬운지를 별의 개수로 알려줍니다. 별 5개 모두 빨간색이면, 가장 어려운 놀이입니다.

놀이 방법을 쉽고 자세히 알려줍니다.

> 책에서 알려주는 놀이방법 외에 다른 놀이법이나 적용하면 좋은 팁을 알려줍니다.

이렇게 해보세요!

1. 등장인물에 맞게 목소리에 감정을 담아 실감나게 이야기해보세요.
2. 옛날이야기 책에 내용을 정리하고 외워서 손주들에게 이야기해주세요. 이때 이야기를 더 넣거나 빼기도 하면서 나만의 이야기를 만들어보세요.
3. 이야기를 스마트폰에 녹음하거나 영상으로 찍어 자주 못 만나는 손주들에게 보내주면 좋아할 거예요.

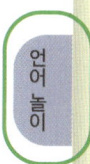

> 놀이의 영역을 표시해줍니다.

⚠️ 놀이할 때 이것만 주의해주세요!

1. 상대방이 잘 들을 수 있도록 조금 큰 목소리로 또박또박 이야기하세요.
2. 상대방의 이야기를 잘 듣는 것도 중요해요.

> 놀이할 때 주의할 사항을 알려줍니다. 놀이가 더욱 재미있게 진행될 수 있습니다.

한 줄 평

○○동네 신 여사님
"그동안 손주들에게 동화책만 읽어줬는데, 이제는 옛날에 우리 할머니가 들려주셨던 이야기를 해줘야겠어요. 할머니는 어디서 그렇게 많은 옛날이야기를 알게 되었는지 그것도 궁금해요."

> 놀이를 직접 체험한 분들의 평을 담았습니다.

미술 놀이를 시작하기 전에 알아두면 좋아요

1. 그림을 그리기 전에 양손에 힘을 빼고 천천히 주먹을 쥐었다 폈다 손 풀기를 하세요.
2. 알록달록 다양한 색깔의 색연필을 사용하여 종이에 줄 긋기와 색 채우기 연습을 해보세요.
3. 색칠할 때 색칠한 면이 선 밖으로 튀어나와도 괜찮아요.
4. 종이접기는 책에 있는 설명서를 자세히 보면서 순서에 따라 모양을 만들어보세요. 처음 몇 번은 설명서를 보며 접어보고, 그다음에는 설명서를 보지 말고 접어보세요.
5. 종이접기 놀이를 하면서 색종이의 고운 색과 보드라운 감촉도 느껴보세요.

날마다 행복한 미술 놀이

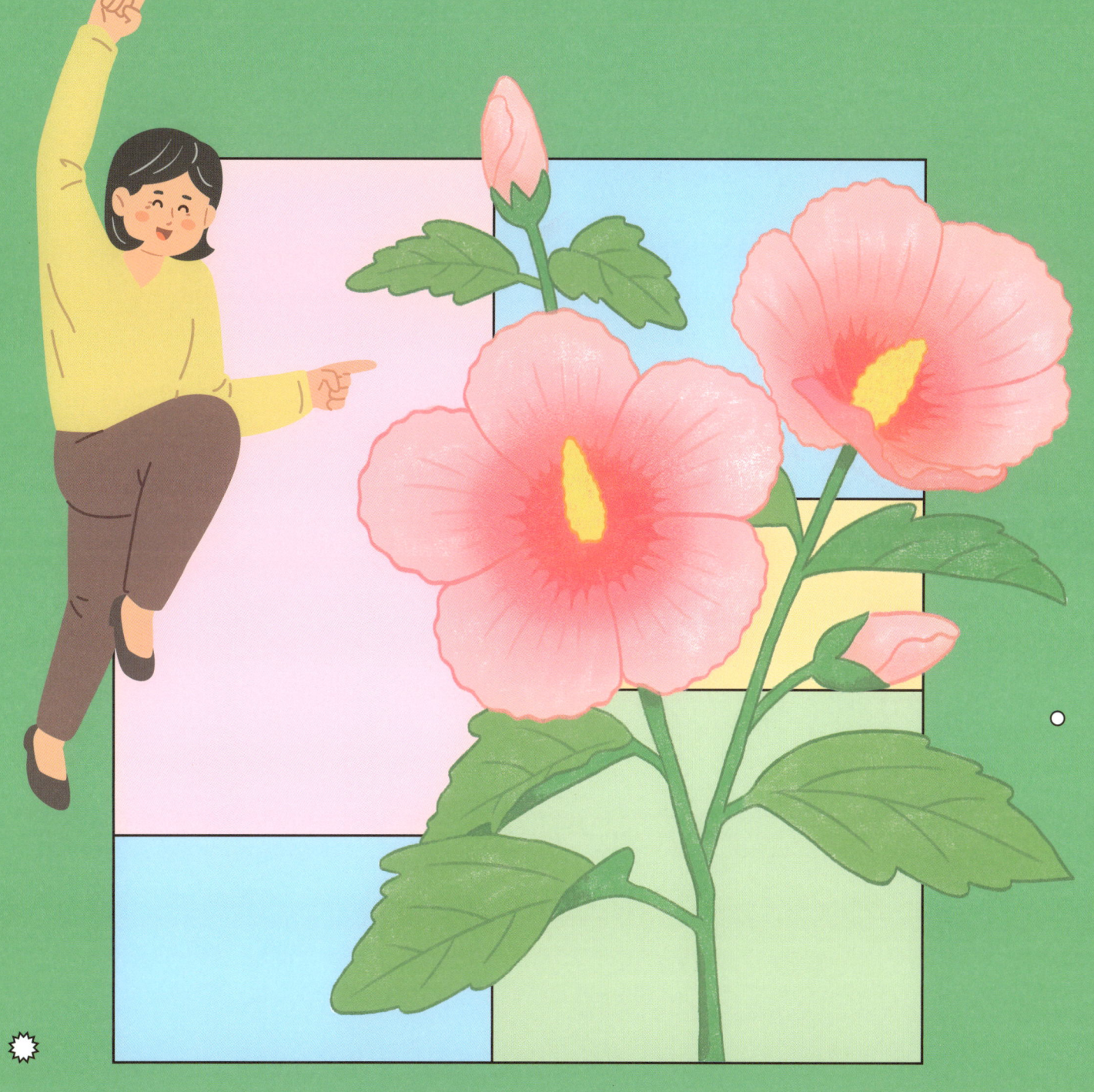

01 나도 화가
02 꽃 색칠하기
03 여름 나무, 가을 나무
04 들꽃 그리기
05 색종이 튤립 접기
06 색종이 배 접기
07 색종이 물고기 접기
08 색종이 산타 접기

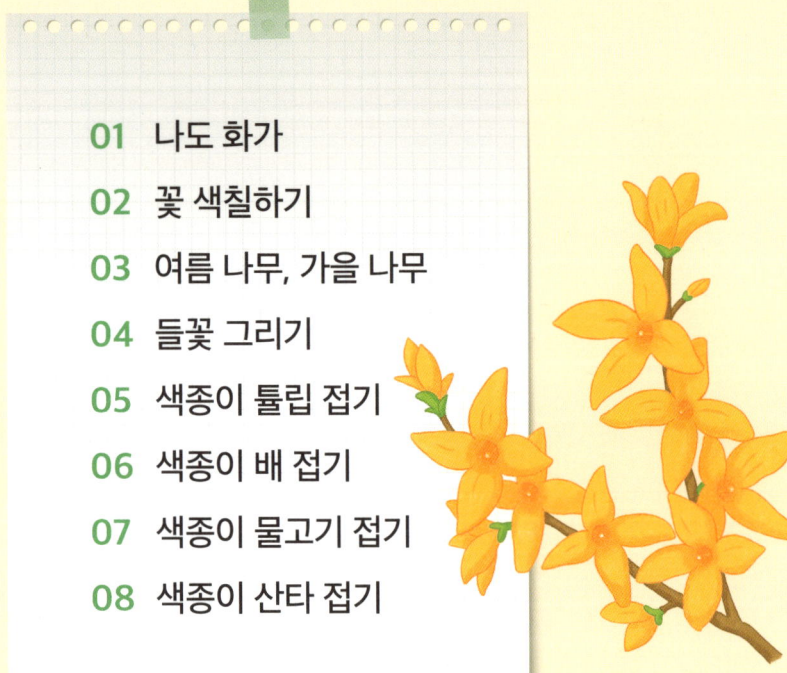

나도 화가

거울 속 나와 친구의 얼굴을 잘 살펴보고 그림으로 완성해보세요.

미술 + 언어 놀이   50분   2인 | 3~5인 | 6인   ★★★★★

준비물 거울, 연필, 색연필

놀이 방법

1. 거울 속의 나를 보고 내 이름을 부르며 나를 칭찬해보세요. "○○님 참 예쁘네요(참 멋지네요.)." 3번 반복해서 말하세요.

2. 이제 내 얼굴을 그려볼까요. 거울 속 얼굴의 눈, 코, 입, 주름, 점 등의 특징을 살펴보세요.

3. 책에 있는 얼굴 도안(12~13쪽)에 연필로 눈, 코, 입 등의 밑그림을 그리고 색연필로 색칠해서 완성하세요.

4. 이제 친구 얼굴도 그려볼까요.

5. 친구 얼굴을 보며 칭찬해보세요. "○○님 참 예쁘네요(참 멋지네요.)." 3번 반복해서 말하세요.

6. ②③처럼 도안에 친구의 얼굴을 그려 완성하세요.

얼굴을 그려보세요

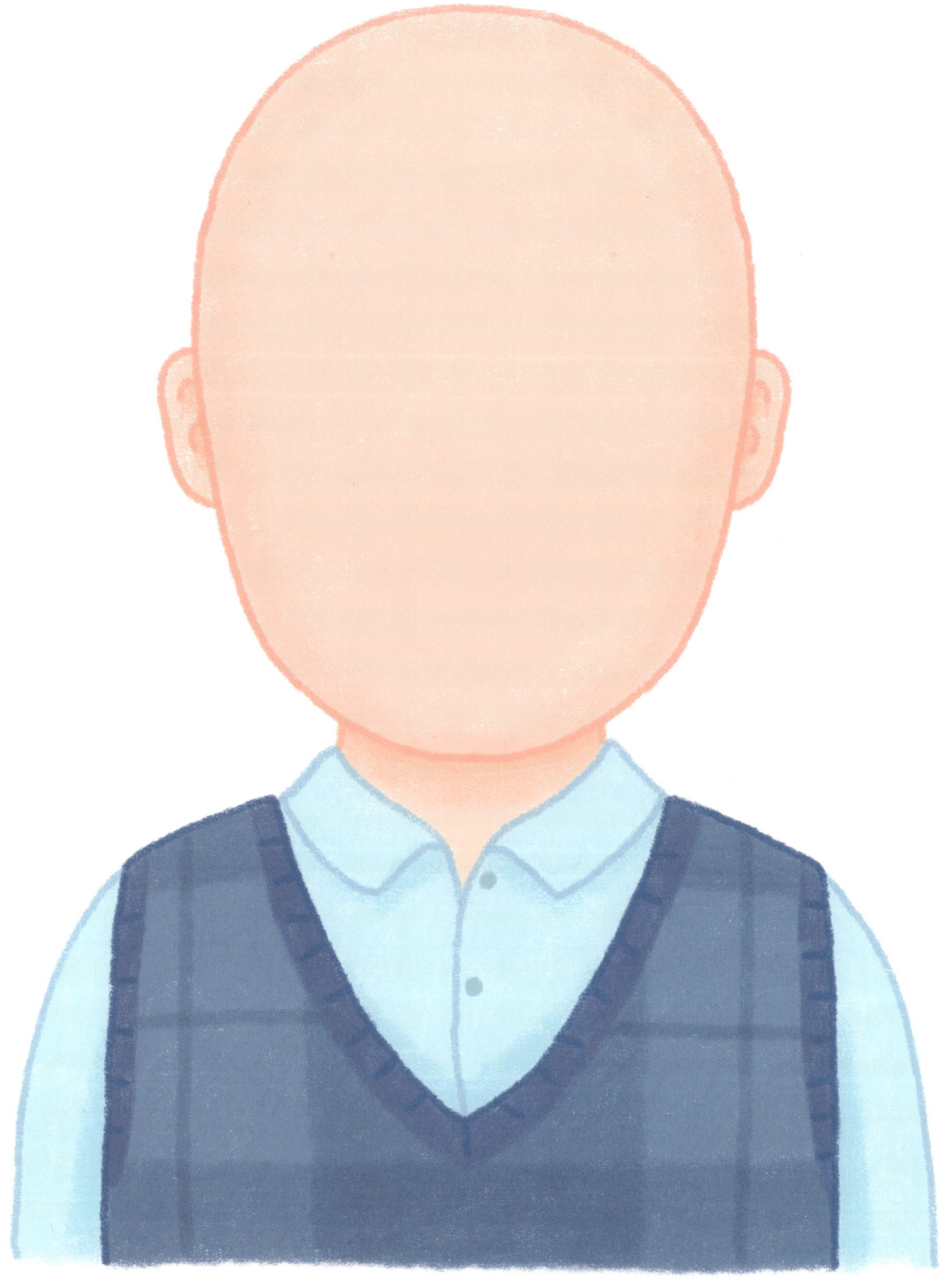

얼굴을 그려보세요

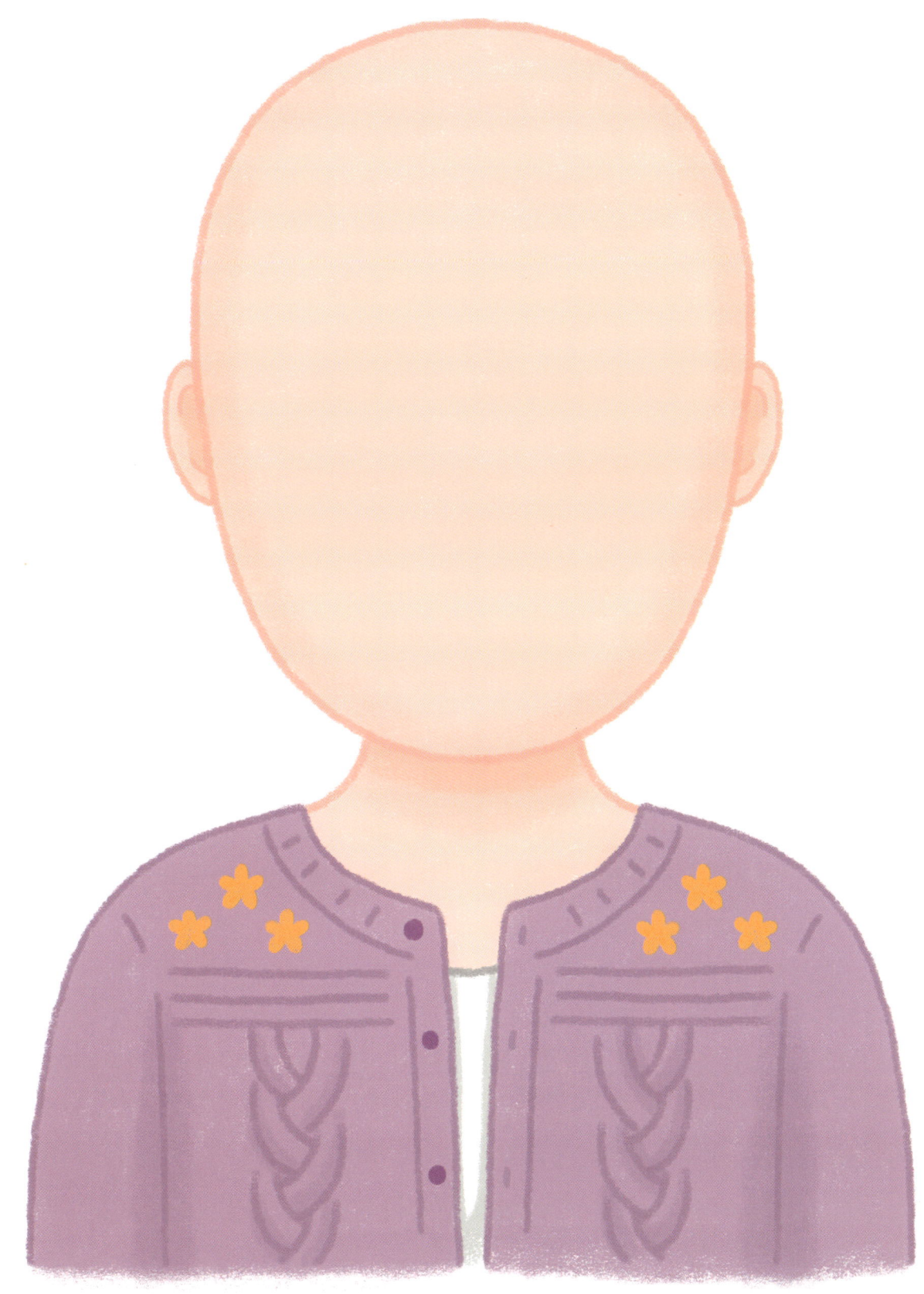

얼굴을 그려보세요

이렇게 해보세요!

1. 각자 나와 친구를 칭찬해보세요. 주거니 받거니 웃음꽃이 피어요.
   예시 "○○님 보조개가 있어서 귀여워요.", "○○님 쌍꺼풀 없는 눈이 매력적이에요."

2. 실제 얼굴과 닮지 않았더라도 괜찮아요. 귀걸이나 목걸이 등 장신구도 그려보세요.

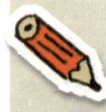 **한 줄 평**

○○동네 김 여사님

"오랜만에 칭찬받으니까 마음이 환해지고 웃음이 절로 나네요."

"자세히 보니 내(친구)가 참 예쁘네요."

02
꽃 색칠하기

계절에 어울리는 꽃을 생각하며 꽃 그림에 색칠해보세요.

📖 미술 + 언어 놀이   ⏱ 50분   👤 2인 | 3~5인 | 6인   👤 ★★★★★

준비물 색연필

놀이 방법

① 사계절에 따라 어떤 꽃이 피는지 생각해보세요.

② '시장에 가면' 음률에 맞춰 돌아가며 꽃 이름을 말하고 손뼉 치며 노래를 불러요.

> 봄이 오면 **진달래**가 피고 **개나리**가 피고 **민들레**가 핀다.
> └→ '시장에 가면' 음률
> 여름이 오면 **나팔꽃**이 피고 **분꽃**이 피고 **백일홍**이 핀다.
> 가을이 오면 **국화**가 피고 **코스모스** 피고 **과꽃**이 핀다.
> 겨울이 오면 **동백꽃**이 피고 **매화**가 피고 **눈꽃**이 핀다.

③ 이번에도 '시장에 가면' 음률에 맞춰 좋아하는 꽃 이름으로 노래를 불러보세요. 손뼉 치며 '좋아하는 꽃'은 다 같이 부르고 '꽃 이름'은 한 명씩 노래 불러요.

> 좋아하는 꽃은 진달래, 좋아하는 꽃은 개나리, 좋아하는 꽃은 장미,
> └→ '시장에 가면' 음률
> 좋아하는 꽃은 백합, 좋아하는 꽃은 목련이에요.

④ 16쪽, 18쪽의 꽃을 보고 17쪽과 19쪽 도안에 색연필로 색칠해보세요.

동백꽃 색칠하기

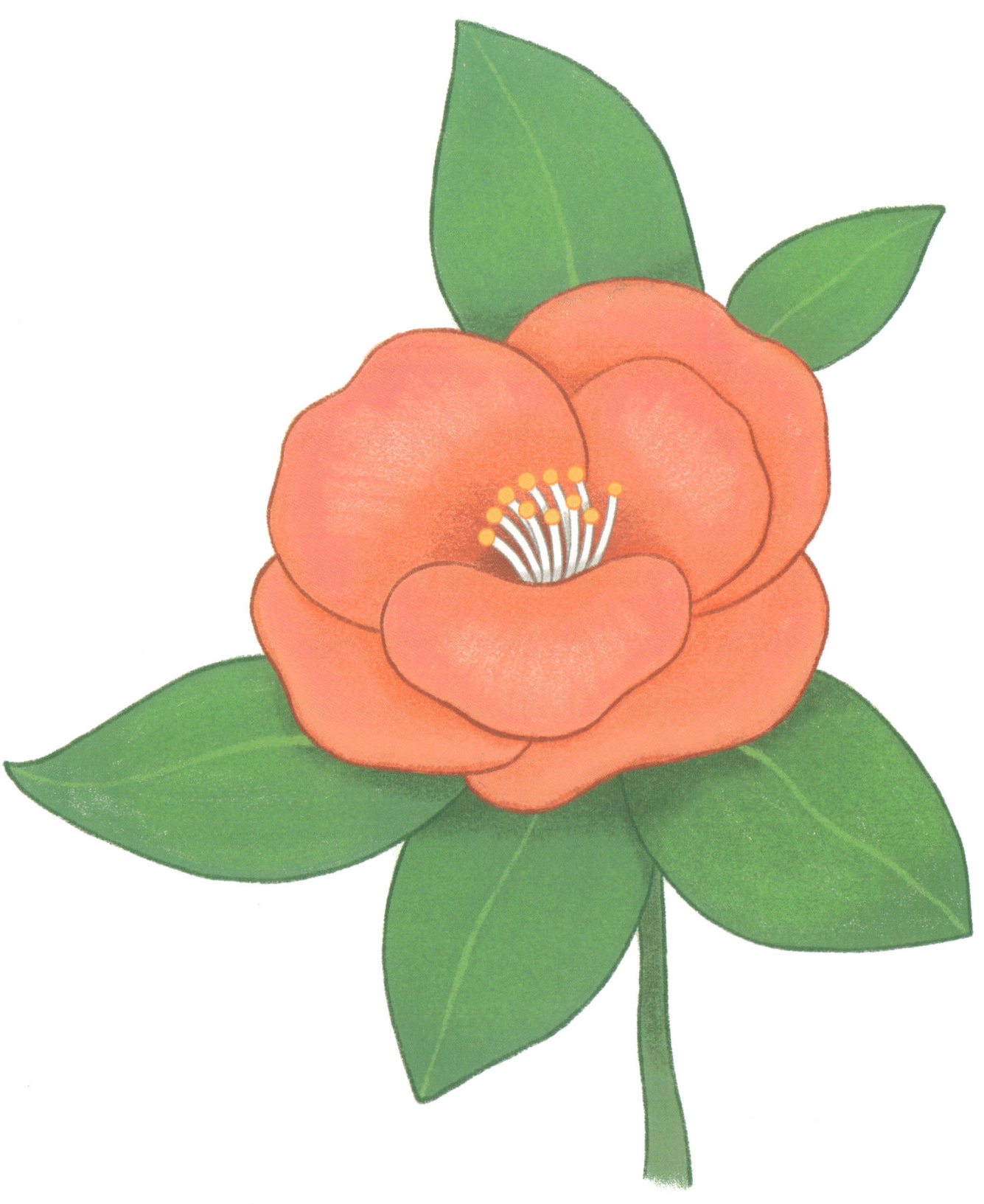

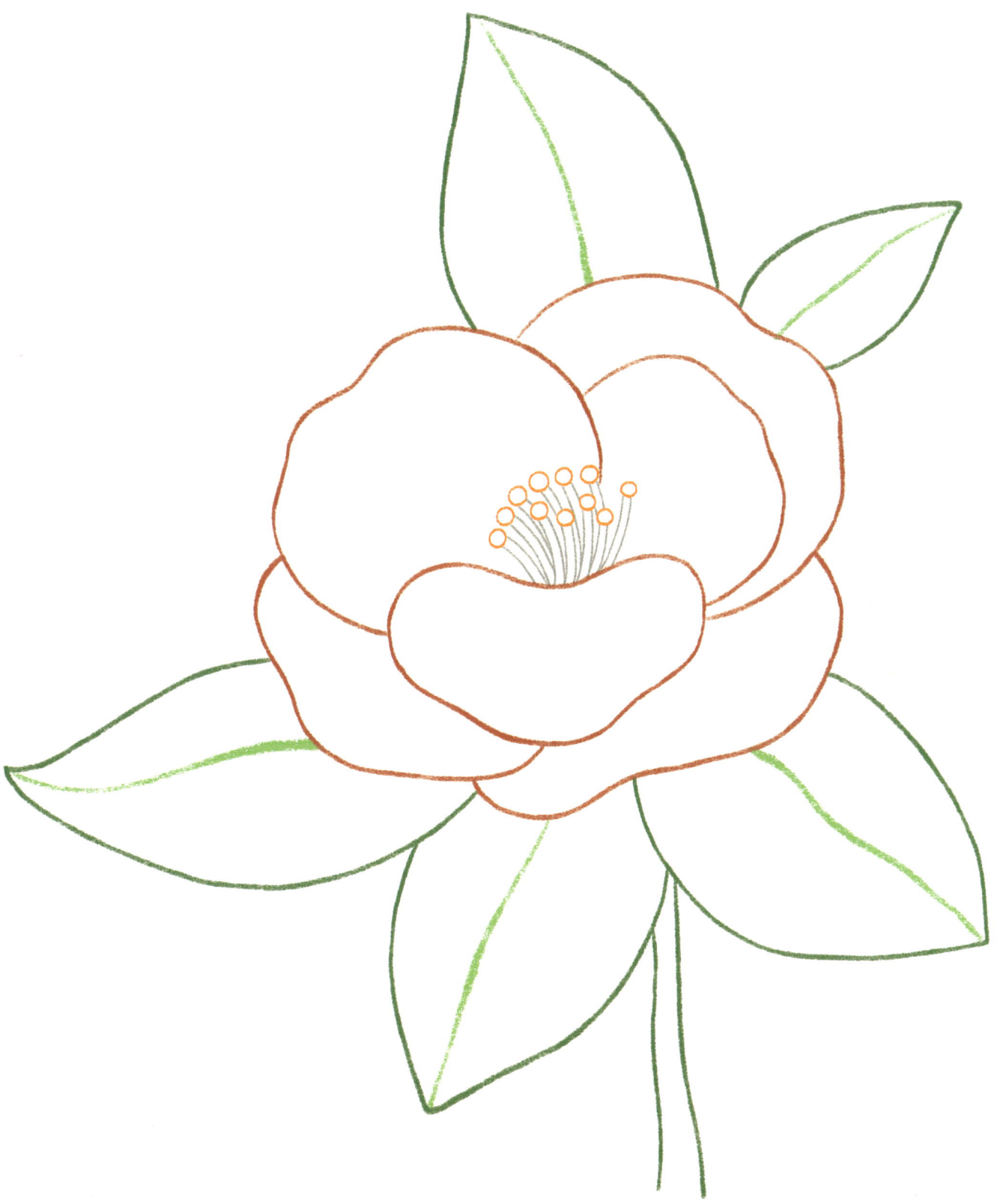

꽃 색칠하기

개나리꽃 색칠하기

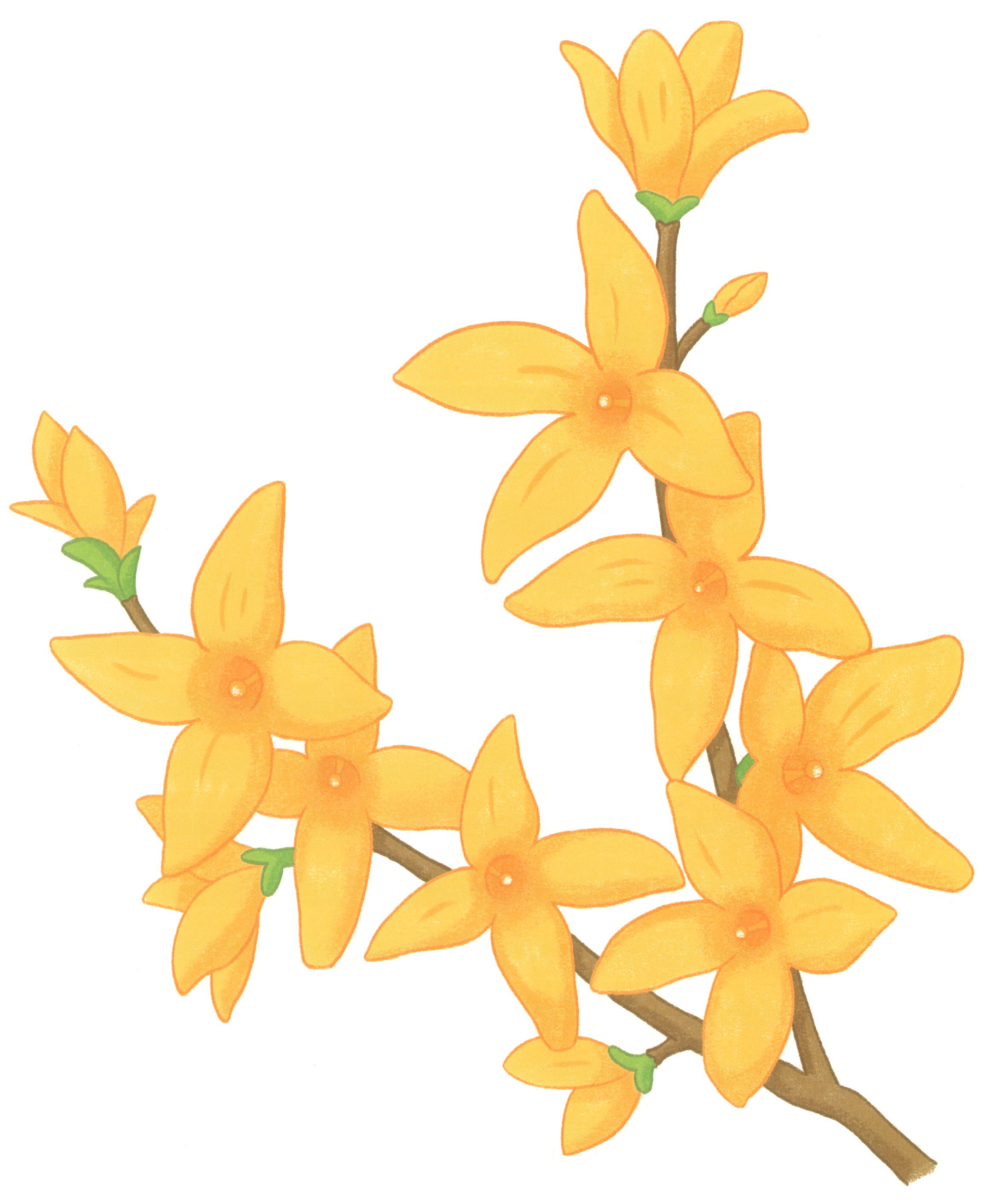

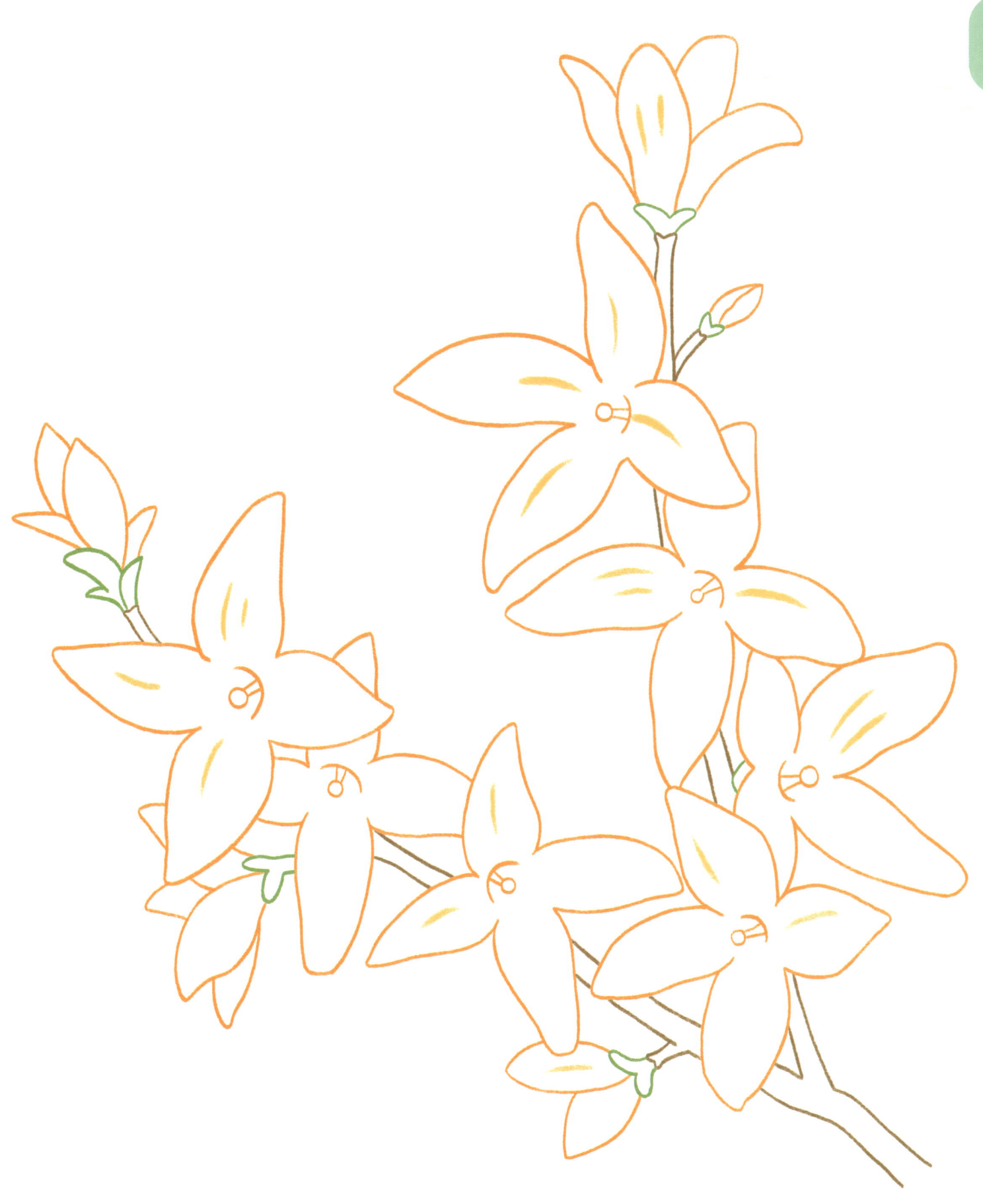

미술 놀이

꽃 색칠하기

이렇게 해보세요!

1. 어떤 색으로 색칠하면 잘 어울릴까 서로에게 물어보면서 색칠해 보세요.

2. 서로 좋아하는 꽃도 알려주고, 꽃말도 찾아보세요.
   예시) 동백꽃 꽃말: 그대를 사랑합니다.
   개나리 꽃말: 희망, 기쁜 소식

3. 좋아하는 꽃 이름으로 서로의 별칭을 만들어보세요.
   예시) 목련님, 장미님, 국화님, 백합님, 채송화님 등

4. 그림을 그리면서 국악동요 〈모두 다 꽃이야〉를 감상해보세요.

5. 꽃 이름을 노래할 때 내가 선택한 꽃 이름을 종이에 적어두면 내 차례가 왔을 때 잘 기억할 수 있어요.

6. 한 가지 꽃을 여러 명이 좋아한다면 반복해도 괜찮아요.

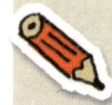 **한 줄 평**

○○동네 박 여사님

"선 안에만 색칠하기가 긴장되고 손도 떨렸지만, 완성되어 가는 꽃을 보니 뿌듯해요. 국악동요 〈모두 다 꽃이야〉는 처음 들어봤는데. 사랑스러운 노래였어요."

○○동네 김 사장님

"집에 가서 아내에게 장미님이라고 불러주며 직접 색칠한 꽃을 주니, 활짝 웃으며 고맙다고 했어요.

여름 나무, 가을 나무

계절에 따라 만나는 나무 모습을 생각하며 그림에 색칠해보세요

 미술 + 언어 놀이　 50분　 2인 | 3~5인 | 6인　

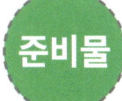 **준비물**　색연필

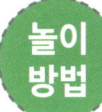 **놀이 방법**

① 나무 이름과 어울리는 이야기로 나무타령을 만들어보세요.

② 나무 이야기를 새롭게 만들어보세요.

*전래동요 음률에 맞춰 〈나무타령〉, 〈나무 이야기〉를 불러보세요. 음률에 딱 맞게 노래 부를 수 있어요.

> **나무타령**
>
> 가자가자 감나무 / 오자오자 옻나무 / 향기 난다 향나무
>
> 참으시오 참나무 / 마당 쓸어 싸리나무 / 사시사철 사철나무
>
> 방귀 뀌어 뽕나무 / 그렇다고 치자나무
>
> 불 밝혀라 등나무 / 빠르구나 화살나무 / 미안하다 사과나무
>
> 따끔따끔 가시나무 / 낮에도 밤나무 / 십리 절반 오리나무
>
> 앵 토라진 앵두나무 / 너하고 나하고 살구나무

나무 이야기

향기 솔솔 소나무 / 친구하자 벚나무 / 이른 봄에 산수유
보라보라 가지나무 / 뽀드득 꽈리나무 / 장롱 짜자 오동나무
피리 불자 버드나무 / 믿음직한 느티나무

※네모 칸 안에 내가 생각하는 나무 이야기를 넣어 자유롭게 말해보세요.

☐	소나무	☐	벚나무
☐	산수유	☐	가지나무
☐	꽈리나무	☐	오동나무
☐	버드나무	☐	느티나무

❸ 완성한 나무 이야기를 전래동요 음률에 맞추어 불러보세요.
❹ 24~27쪽에 있는 여름 나무와 가을 나무 도안을 색연필로 색칠해보세요.

*여름 나무는 여름에 꽃 피는 나무, 가을 나무는 가을에 열매를 맺는 나무예요.

이렇게 해보세요!

❶ 여름 나무와 가을 나무를 상상해보세요. "여름엔 활짝 핀 꽃나무, 가을엔 잘 익은 과일나무가 있어요."

❷ 계절에 따른 나무의 변화를 생각하면 자연의 아름다움을 느낄 수 있어요.

❸ 색연필을 골라 마음껏 색칠해보세요.

❹ 나무 이야기를 노래로 부르면 나무의 특징과 나무 이름을 잘 기억할 수 있어요.

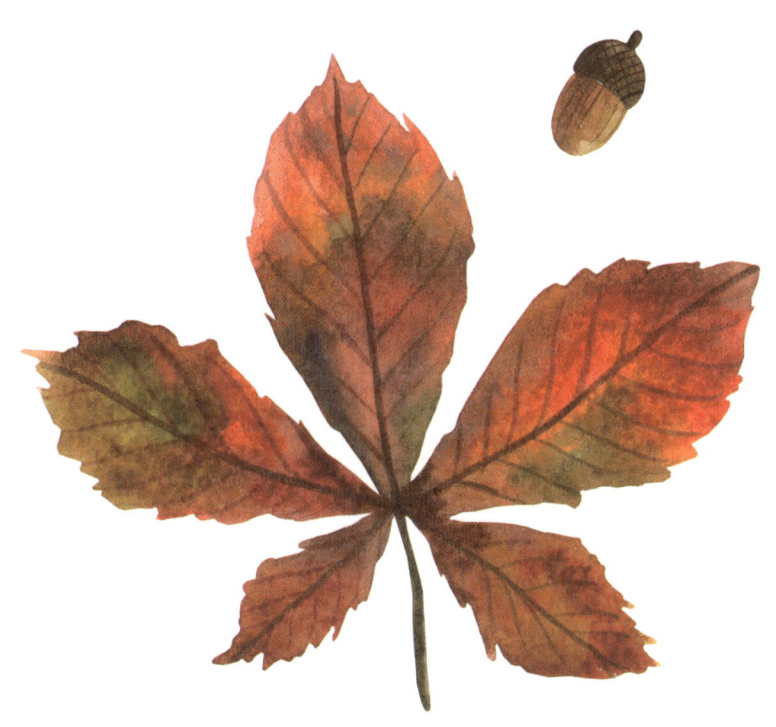

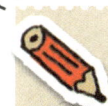 **한 줄 평**

○○동네 이 여사님

"나무 이야기를 노래로 부르니 한여름 큰 나무 그늘이 드리운 평상에 누워 초록 이파리 사이로 반짝이는 햇살이, 가을에는 고운 빛 단풍나무가 생각나네요."

무궁화나무 색칠하기

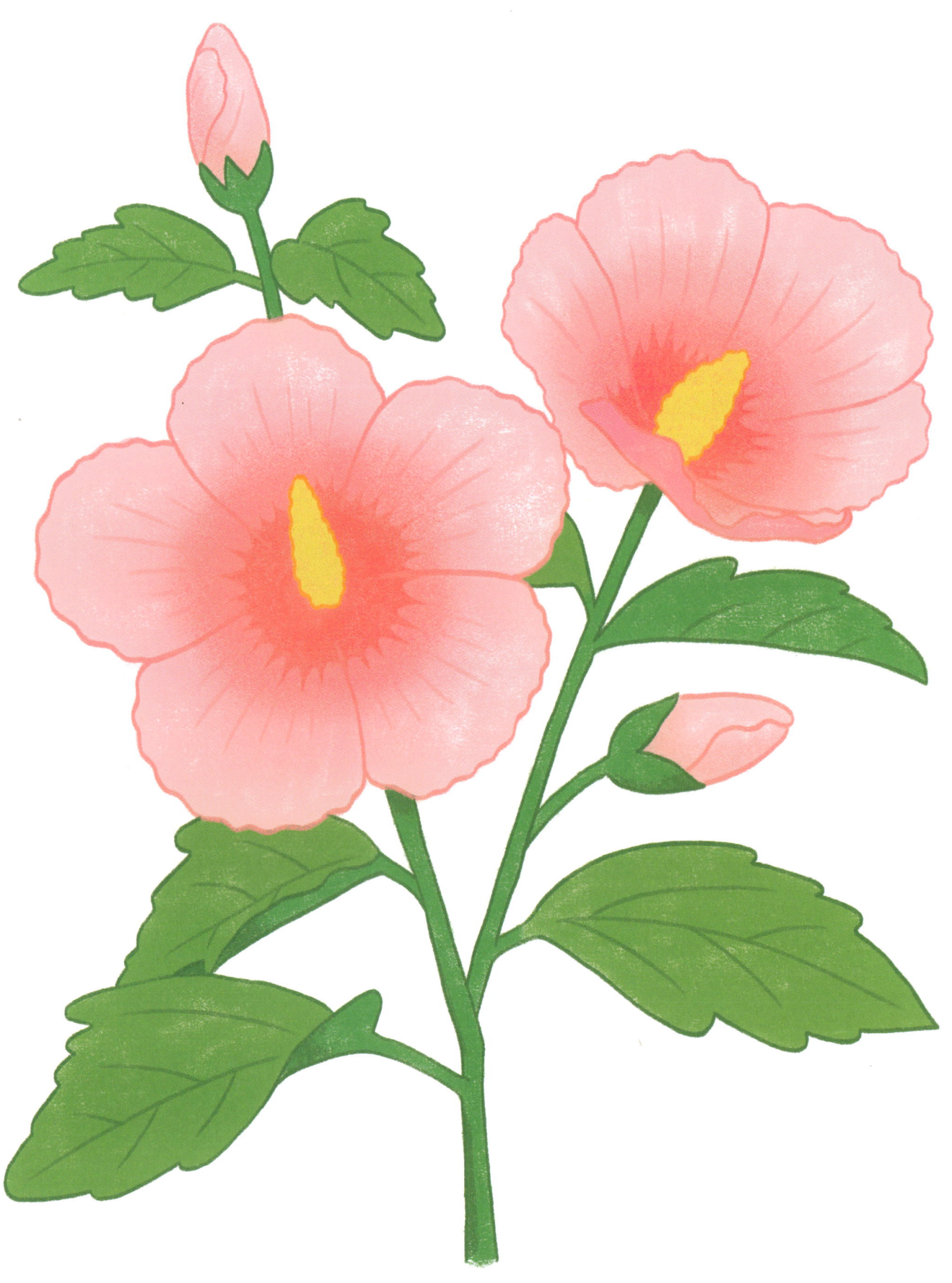

미술 놀이

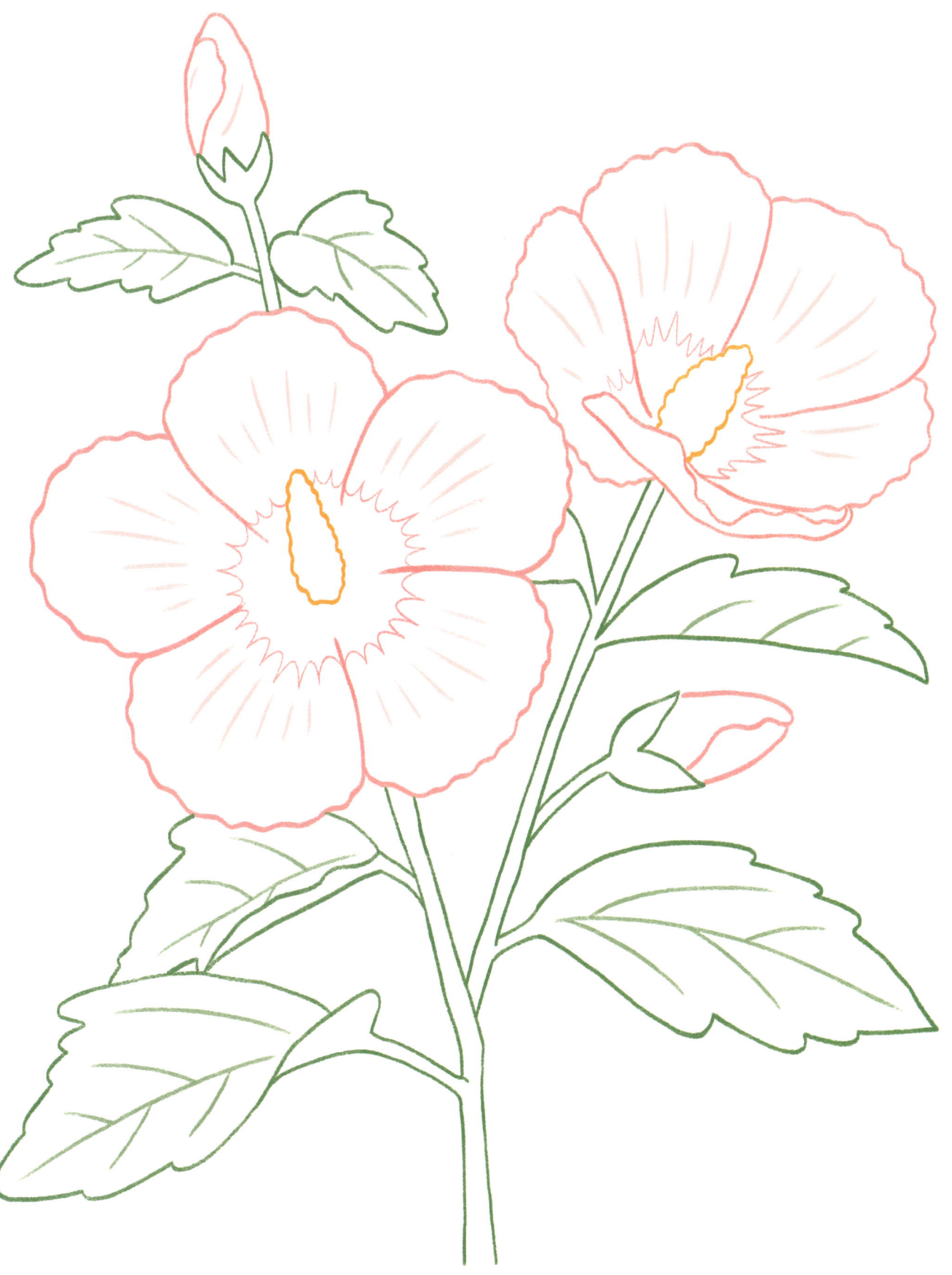

여름 나무, 가을 나무 25

사과나무 색칠하기

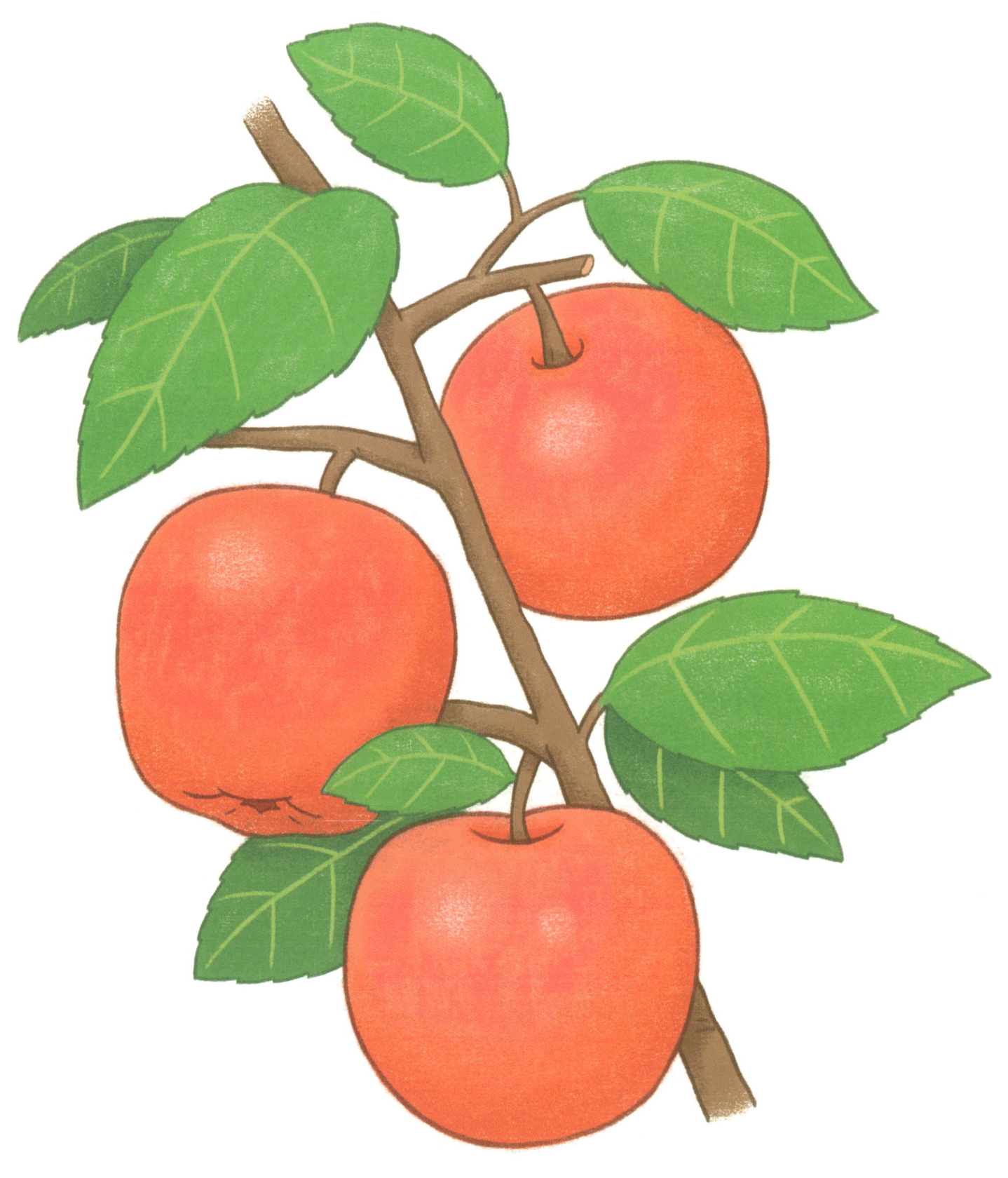

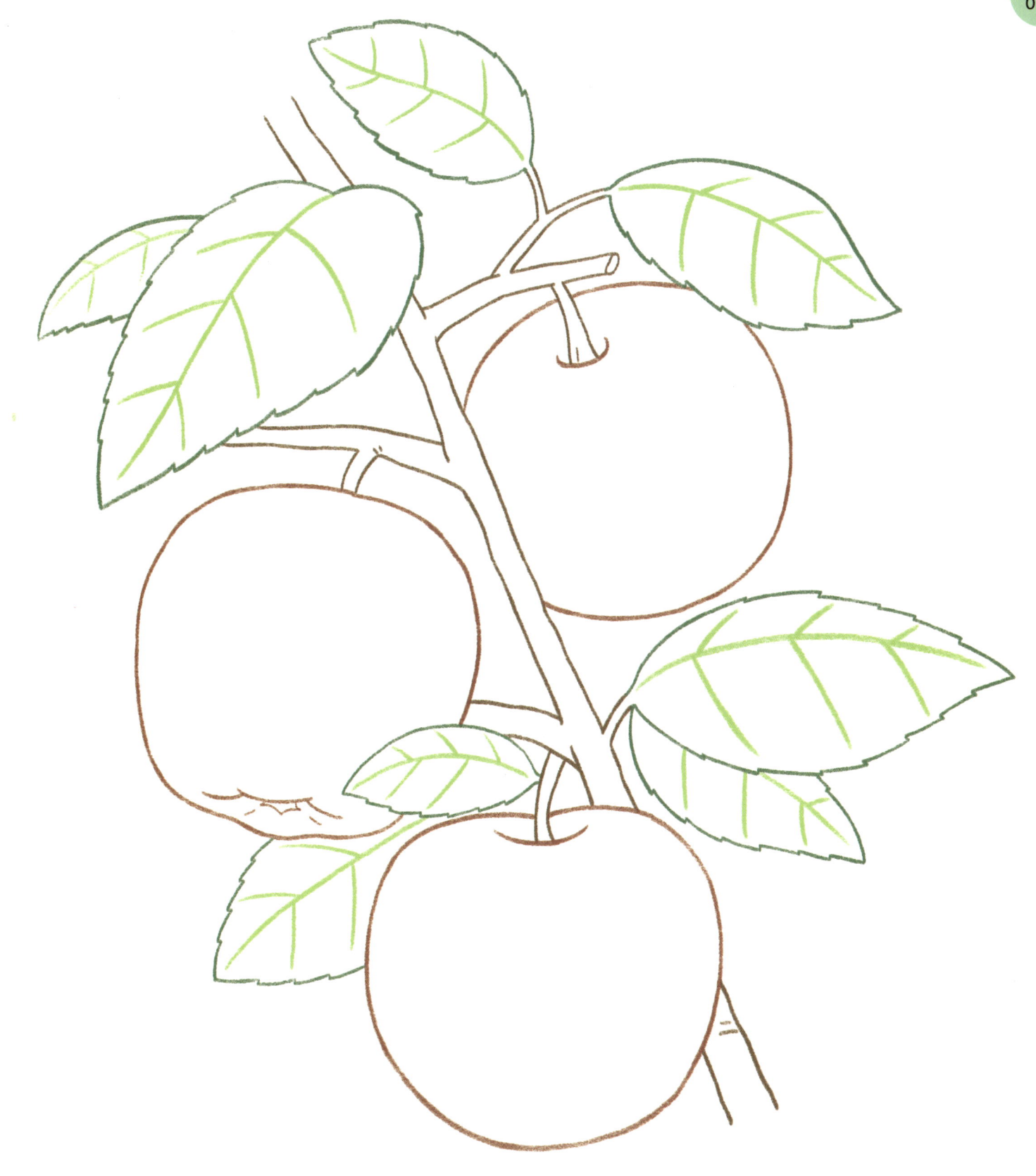

들꽃 그리기

길에 핀 꽃들을 관찰해서 그림으로 그려보고 이름도 익혀보세요.

 미술 + 언어 놀이   50분   2인 | 3~5인 | 6인  ★★★★★

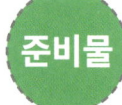 **준비물** 연필, 색연필

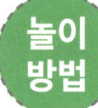 **놀이 방법**

① 가벼운 차림으로 집 주변에 나가서 예쁜 들꽃과 "안녕" 하고 인사를 나눠보세요.
*집 주변을 둘러보면 예쁜 꽃을 만날 수 있어요.
예시 민들레, 냉이, 질경이, 괭이밥, 토끼풀, 개망초, 메꽃, 엉겅퀴, 씀바귀, 애기똥풀, 꽃다지, 제비꽃, 달맞이꽃, 개여귀, 돌나물, 까마중, 쇠비름, 땅빈대 등

② 들꽃의 줄기, 이파리, 꽃잎, 꽃술의 모양을 살펴보고 29쪽에 연필로 그려보세요.

③ 연필로 그린 꽃을 색연필로 예쁘게 색칠해보세요.

④ 그림을 완성한 후에 날짜와 꽃 이름, 만난 장소, 꽃에게 해주고 싶은 말을 적어보세요.

⑤ 꽃 이름을 모른다면 어울리는 이름을 지어주세요. 그림을 그리고 나서 본래 이름을 찾아 써보세요.
예시 하얀 꽃, 별 모양 꽃, 나팔 모양 꽃 등

| 날짜: 　　　　년　　　　월　　　　일 |

꽃을 그려보세요!

꽃 이름

만난 장소

꽃에게 해주고 싶은 말

미술놀이

들꽃 그리기

이렇게 해보세요!

❶ 들꽃에게 예쁜 목소리로 인사하고 말도 걸어보세요.

❷ 들꽃의 향기로운 냄새를 맡아도 좋아요.

❸ 어떤 색으로 칠하면 잘 어울릴지 옆 사람에게 물어보세요.

❹ 들꽃을 살펴볼 때는 조용히 눈으로만 보세요. 손으로 만지면 들꽃이 깜짝 놀랄 수 있어요. 그리고 눈으로 말해보세요. "안녕, 너 참 예쁘다."

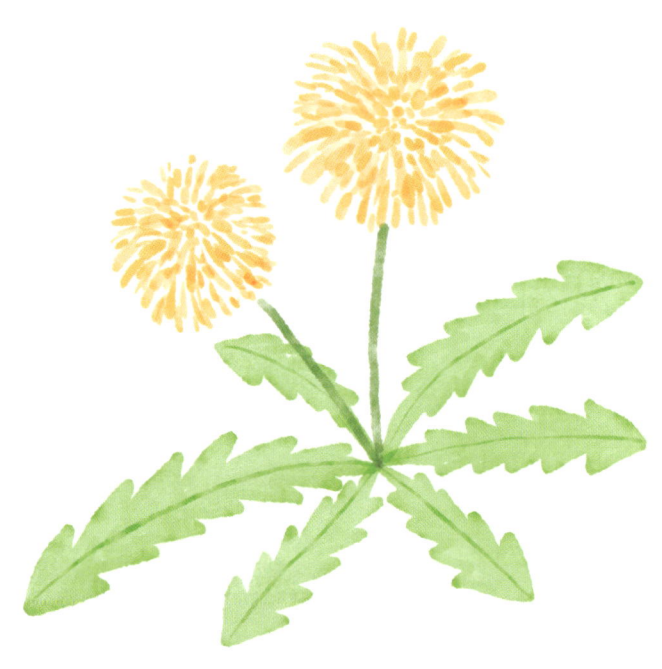

 **한 줄 평**

○○동네 최 여사님

"들꽃을 보면 나태주 시인의 〈풀꽃〉 중 '자세히 보아야 예쁘다'라는 시 구절이 생각나요. 어릴 때 쇠비름 뿌리를 손으로 훑으면서 '신랑 방에 불 켜라 각시방에 불 켜라'를 중얼거리며 놀던 기억이 나네요. 그때는 쇠비름이라고 하지 않고 '신랑 방에 불 켜라'라고 했지요."

색종이 튤립 접기

튤립 꽃밭을 꾸며 보세요.

미술 + 언어 놀이   50분   2인 | 3~5인 | 6인   ★★★★★

준비물 색종이, 색연필, 사인펜, 풀

놀이 방법

① 각자 돌아가며 우리 집 꽃밭 이야기를 해보세요.
   예시 우리 집 꽃밭에는 알록달록 꽃들이 있었어요. 키 순서대로 앞줄엔 채송화, 봉숭아, 분꽃, 활년화가 중간 줄에는 맨드라미, 달리아, 국화, 과꽃, 나팔꽃, 여주, 수세미, 뒷줄에는 키가 큰 칸나가 있었어요.

② 종이접기 설명과 도안(72쪽)을 보면서 색종이 튤립을 접어보세요.

③ 꽃밭 그림(32~33쪽)에 색연필이나 사인펜으로 줄기와 이파리를 그리고 색종이 튤립을 풀로 붙여주세요.

④ 튤립 꽃밭에 색연필이나 사인펜으로 나비도 그려보세요.

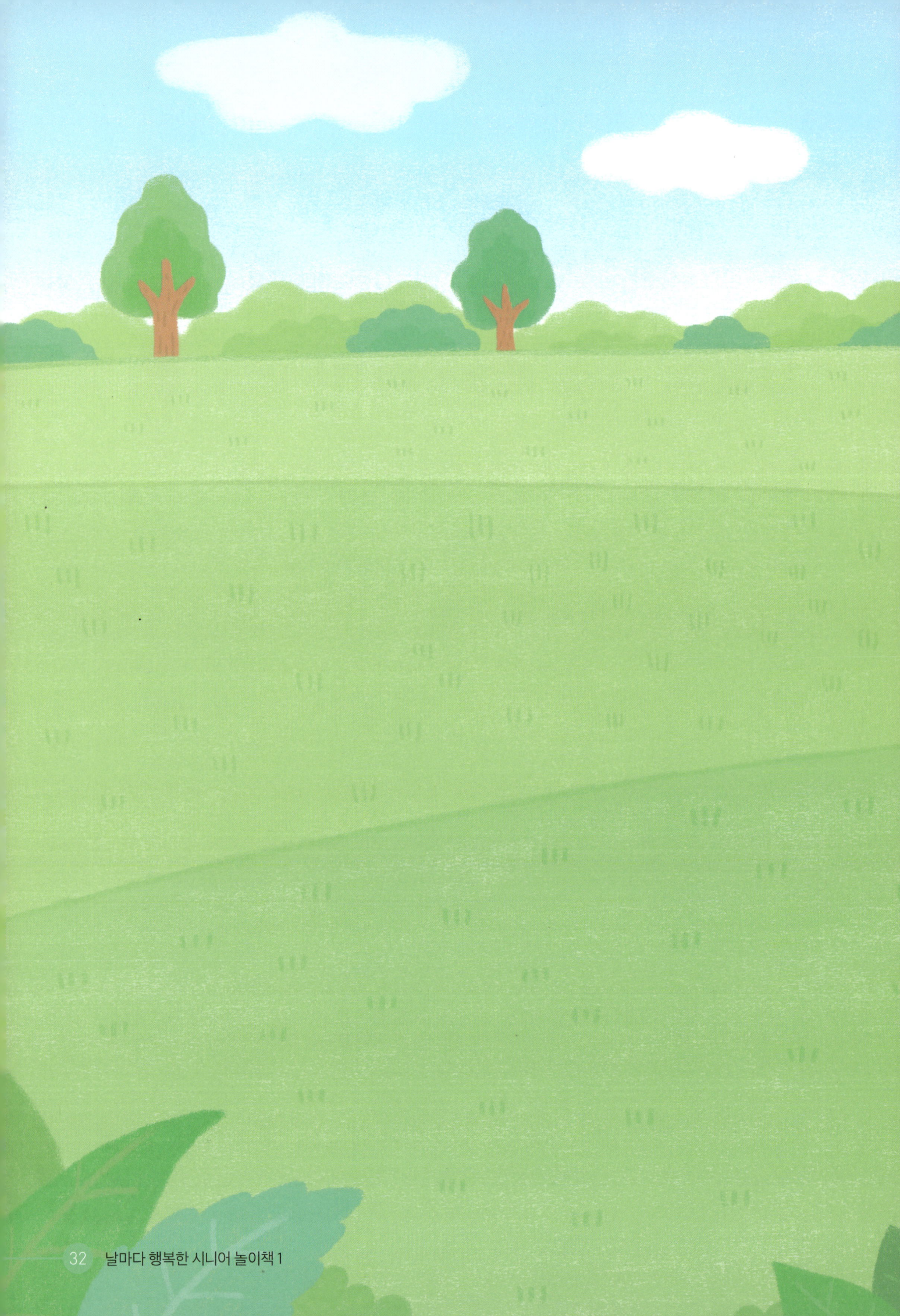

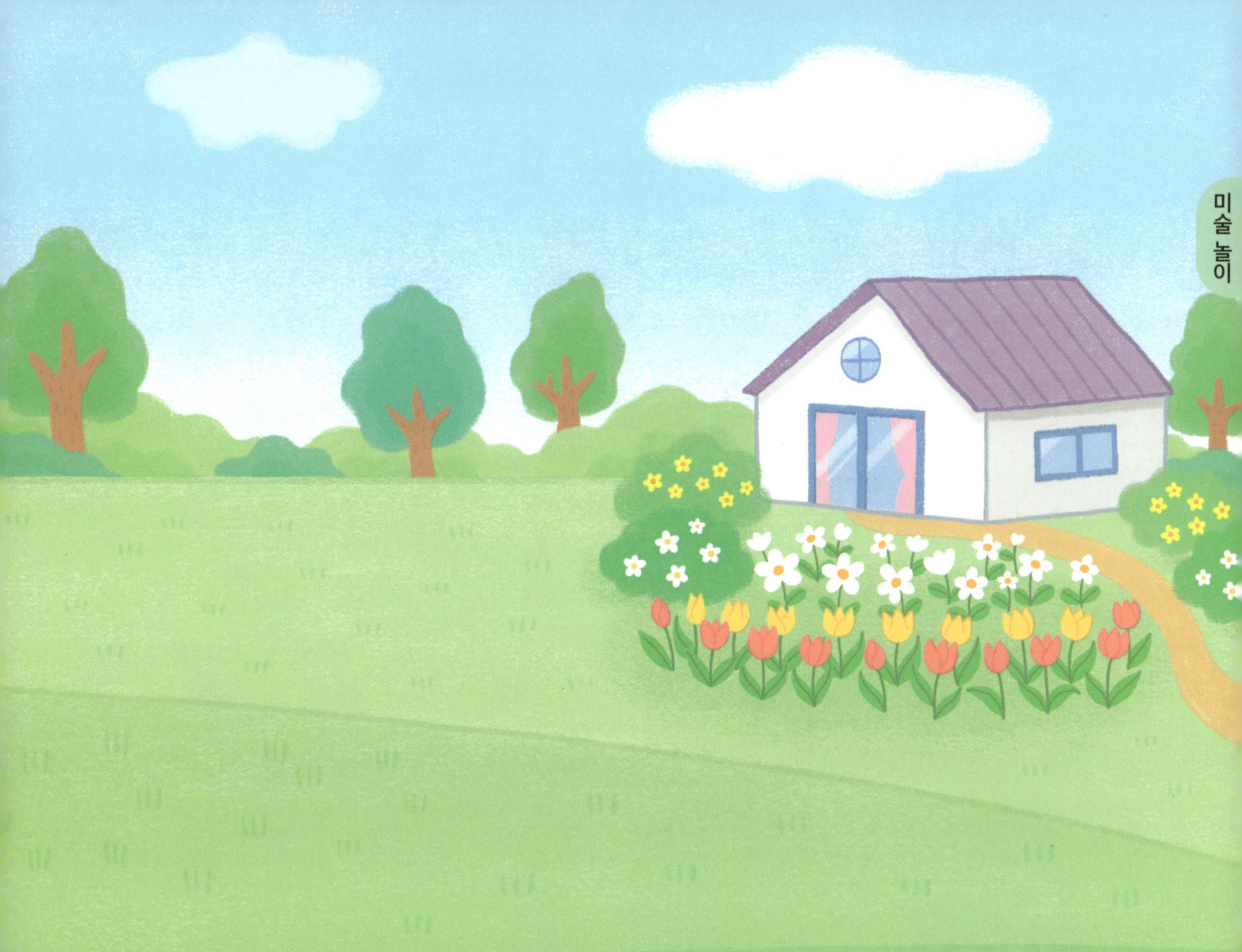

미술 놀이

색종이 튤립 접기

이렇게 해보세요!

① '꽃밭' 하면 떠오르는 생각이 다른 사람과 같거나 꽃밭과 연관이 없는 말을 해도 괜찮아요.

② 말할 때마다 "맞아요. 분꽃이 피면 저녁 지을 준비를 했지요.", "아침에는 나팔꽃, 저녁에는 분꽃이 폈어요."라는 말로 맞장구를 쳐주면 모두 기분이 좋아질 거예요.

③ 다양한 색깔의 색종이로 튤립을 접어도 좋아요.

④ 튤립을 접을 때 천천히 접으면서 다른 사람이 하는 것도 보고, 잘 모르겠으면 서로 의논해보세요.

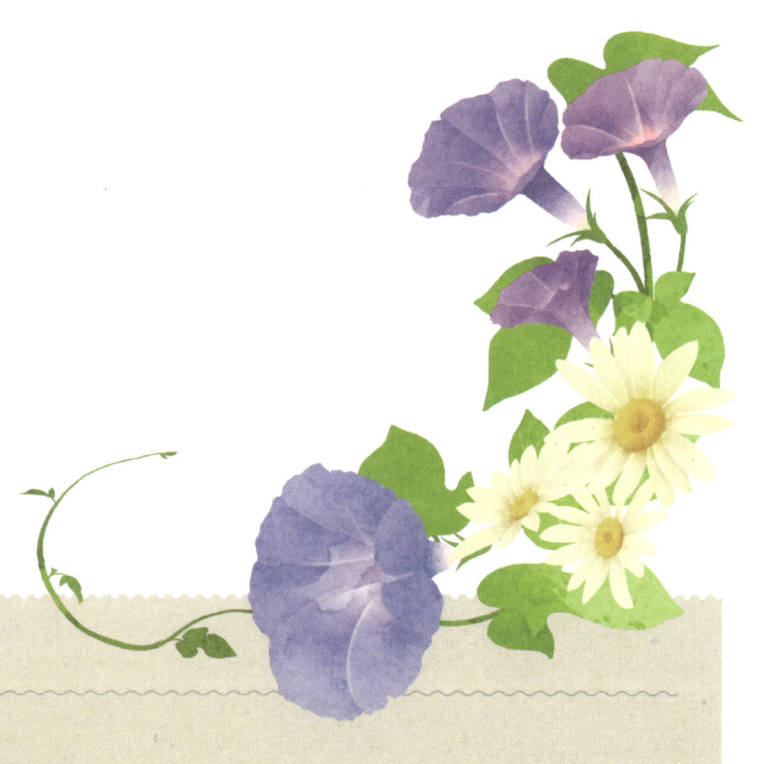

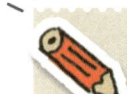 **한 줄 평**

○○동네 윤 여사님

"꽃밭 이야기를 하다 보니 꽃을 좋아하셨던 어머니가 생각나네요."

○○동네 김 사장님

"비 올 때 모종을 옮겨 심으면 잘 산다고 해서 봄에 비가 오면 꽃나무 모종을 얻으러 다녔던 기억이 나요."

06
색종이 배 접기
바다 풍경을 그려보세요.

미술 놀이

| 미술 + 언어 놀이 | 50분 | 2인 | 3~5인 | 6인 | ★★★★★ |

준비물 색종이, 풀

놀이 방법

① '바다' 하면 어떤 생각이 떠오르는지 이야기해보세요.
　예시 넓다, 시원하다, 지평선, 어선, 돛단배, 파도 소리, 모래사장, 조개껍질, 물놀이, 물수제비뜨기, 햇빛이나 달빛에 비치어 반짝이는 잔물결(윤슬), 일출, 유람선, 갈매기, 해당화 등

② 종이접기 설명과 도안(73쪽)을 보면서 색종이 배를 접어보세요.

③ 바다 풍경의 배경 그림(37쪽)에 직접 접은 색종이 배를 풀로 붙여 띄워보세요.

이렇게 해보세요!

1. '바다' 하면 떠오르는 생각이 다른 사람과 같거나 바다와 연관이 없는 것을 얘기해도 괜찮아요.
2. 말할 때마다 "네, 멋진 생각이에요.", "네, 일출은 장관이지요."라는 말로 맞장구를 쳐주면 모두 기분이 좋아져요.
3. 다양한 색깔로 배를 접어도 좋아요.
4. 종이배를 접을 때 천천히 접으면서 다른 사람이 하는 것도 보고, 잘 모르겠으면 서로 의논해도 좋아요.

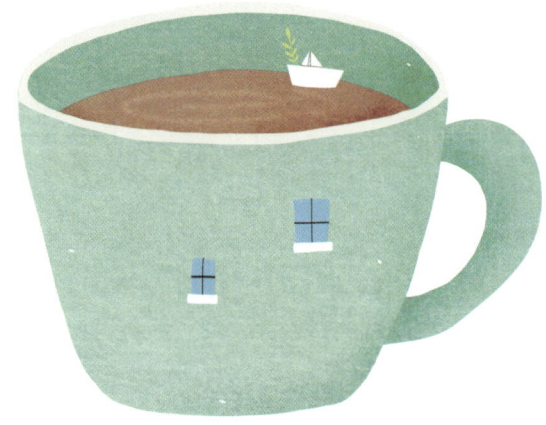

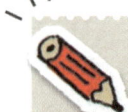 ### 한 줄 평

○○동네 강 여사님
"색종이 접기는 아이들만 하는 줄 알았는데 한 번 접고 또 접을 때마다 점점 배 모양이 만들어지는 게 신기하고 재미있었어요."

○○동네 양 사장님
"바닷가에 가면 예쁜 조개껍질을 줍고 모래사장에서 나 잡아 보라고 해보고 싶어요."

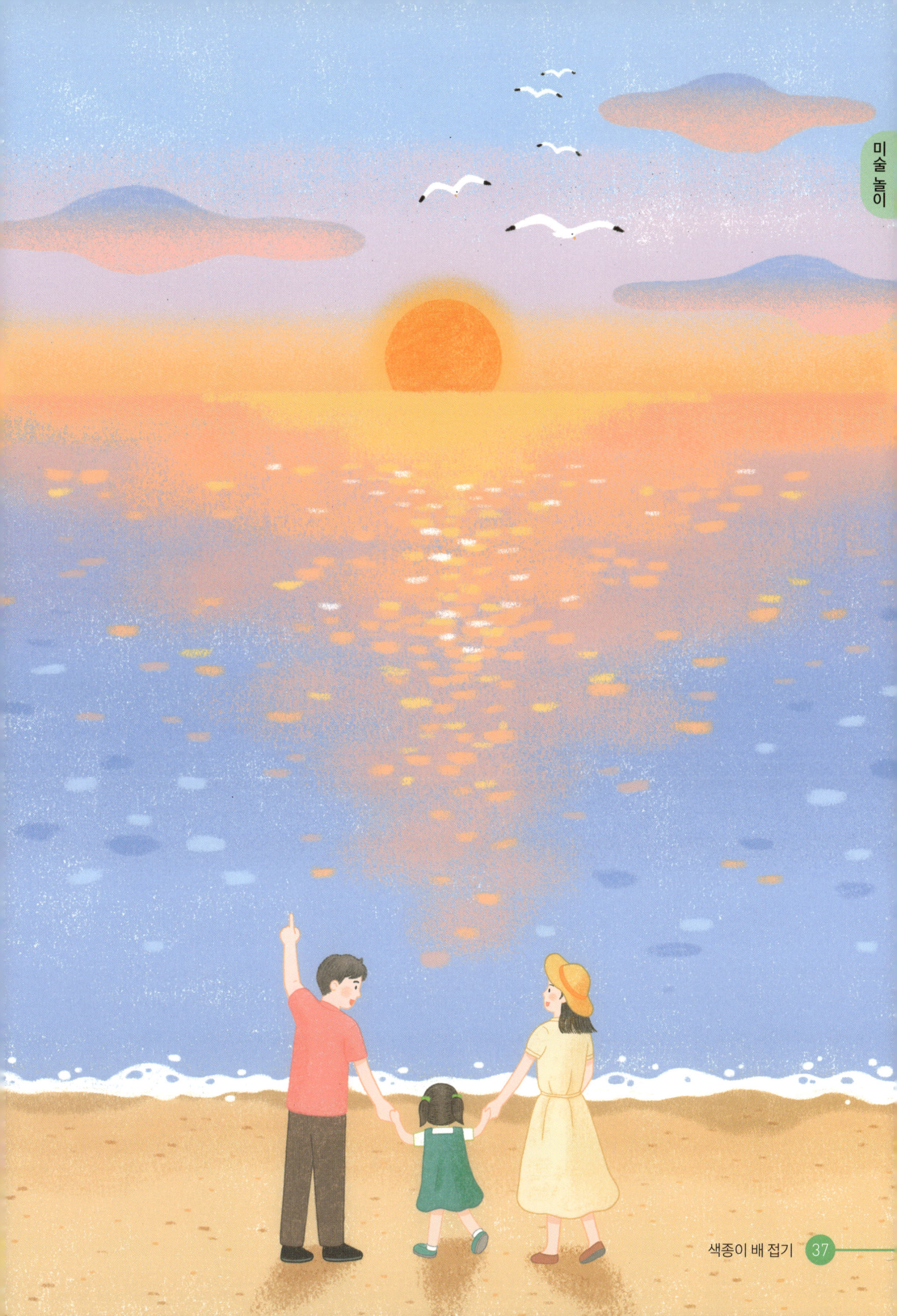

색종이 물고기 접기

알록달록 물고기 어항을 꾸며보세요.

미술 + 언어 놀이 | 50분 | 2인 | 3~5인 | 6인 | ★★★★★

준비물 색종이, 색연필, 풀

놀이 방법

1. 동그란 유리 어항에 금붕어가 모여 조그만 입으로 밥을 받아먹는 모습을 생각하며, 색종이 물고기를 접어보세요.
2. 종이접기 설명과 도안(76쪽)을 보면서 색종이 물고기를 접어보세요.
3. 어항 그림(39쪽)에 색종이 물고기를 풀로 붙여주세요.
4. 물고기를 붙였으면 색연필로 수초를 그려 어항을 꾸며보세요.
5. 내가 접은 물고기가 무엇을 하고 있는지 이야기해보세요.

   예시 "노래를 부르고 있어요."
   "친구랑 술래잡기를 해요."
   "뻐끔뻐끔 물을 마시고 있어요."

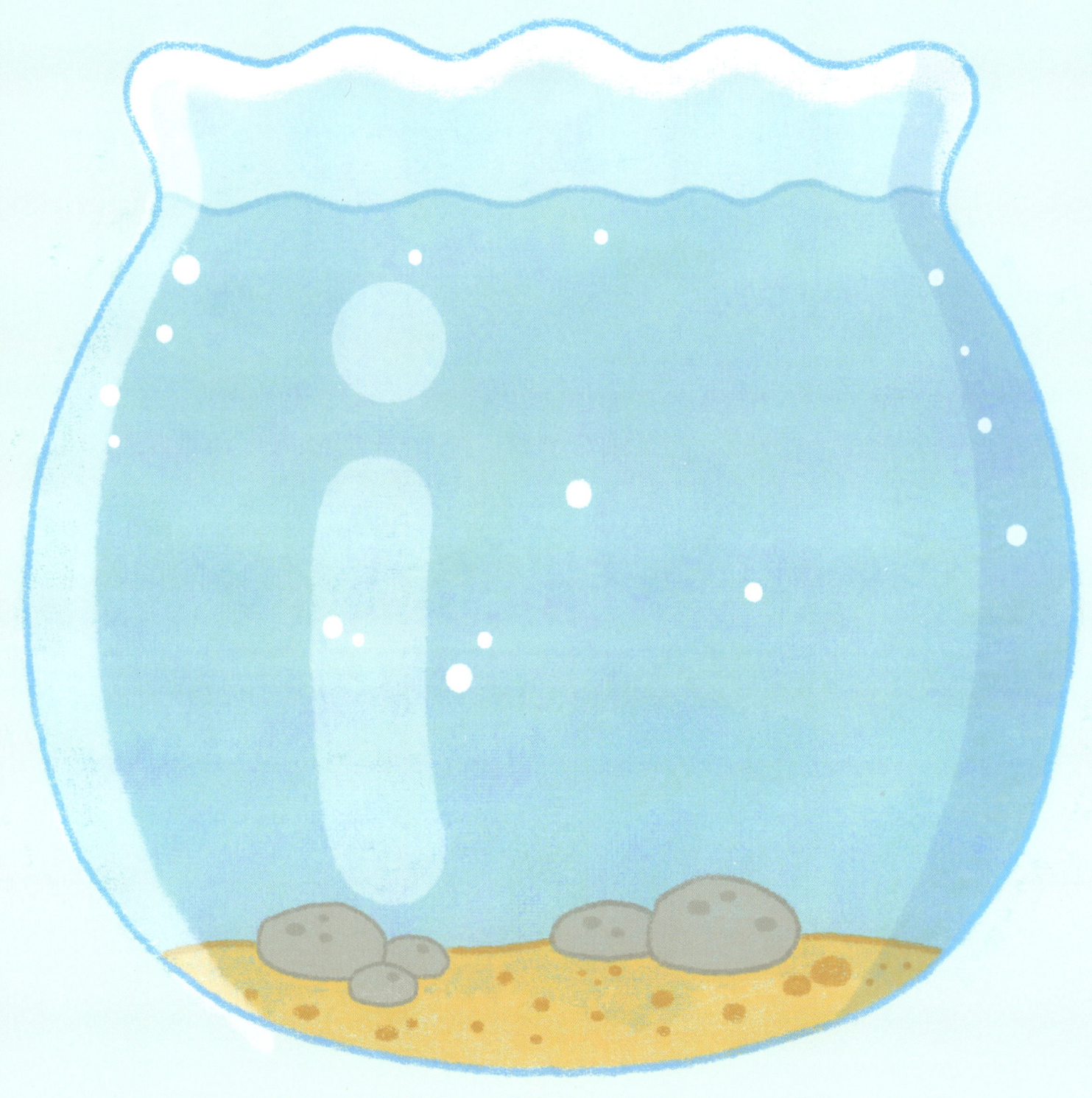

이렇게 해보세요!

① 알록달록 물고기가 수초 사이를 돌아다니는 상상을 해보세요.

② 다양한 색의 색종이를 이용하여 물고기를 접어보세요.

③ 물고기를 접을 때 천천히 접으면서 다른 사람이 하는 것도 보고, 잘 모르겠으면 서로 의논해보세요.

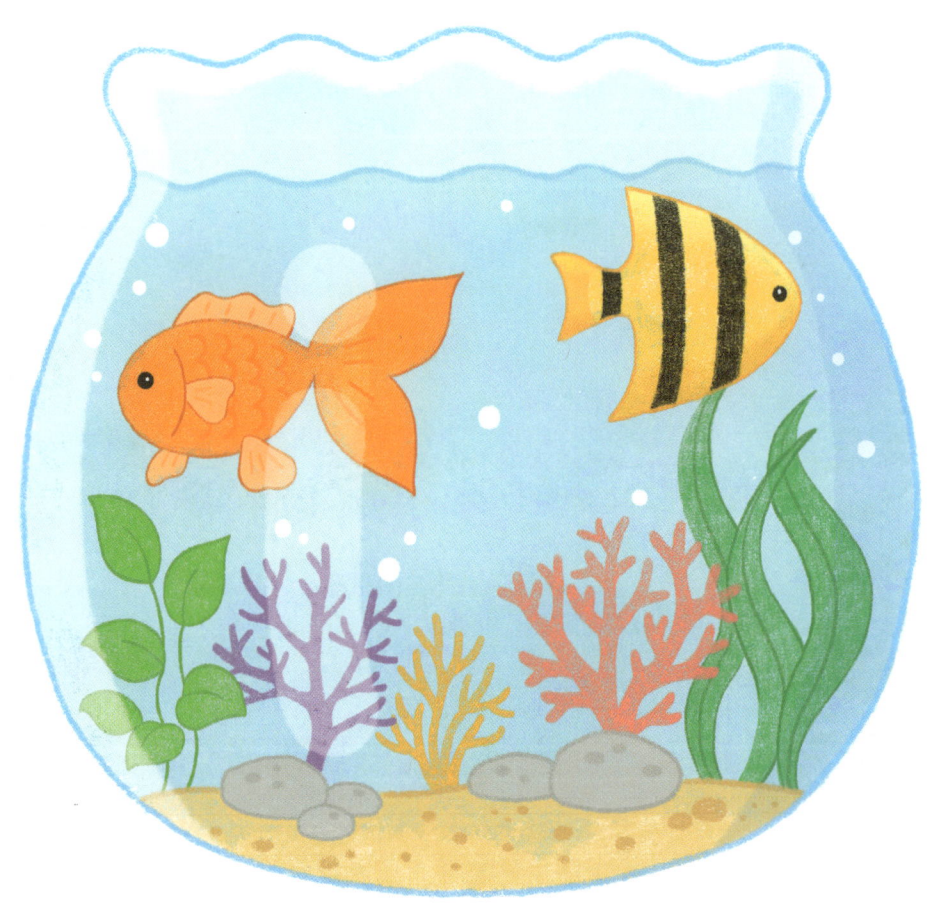

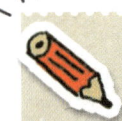 **한 줄 평**

○○동네 한 여사님

"설명서를 따라 접다 보니 어느새 물고기가 짠 하고 나타났어요. 나에게 온 작고 예쁜 물고기가 반가워요."

색종이 산타 접기

산타 모자 쓴 내 얼굴을 그려보세요.

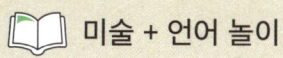 미술 + 언어 놀이  50분 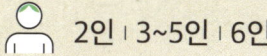 2인 | 3~5인 | 6인  ★★★★★

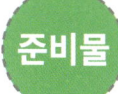 **준비물** 색종이, 펜, 색연필, 풀

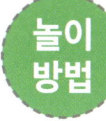 **놀이 방법**

① 이번 크리스마스엔 산타할아버지가 선물을 가득 싣고 올까요? 크리스마스 캐럴 〈울면 안 돼〉를 불러보세요.

> **울면 안 돼**
>
> 울면 안 돼, 울면 안 돼!
> 산타할아버지는 우는 아이에게
> 선물을 안 주신대요!

② 종이접기 설명과 도안(74~75쪽)을 보면서 색종이 산타를 접어보세요.

③ 완성한 종이 산타에 얼굴을 그리고 '크리스마스 나의 집' 그림(43쪽)에 색종이 산타를 풀로 붙여 작품을 완성해보세요.

이렇게 해보세요!

1. 산타가 된 것처럼 행복하고 즐거운 상상을 해보세요.
2. 크리스마스에 내가 주고 싶은 선물을 생각하고 이야기해보세요.
   예시 "귀염둥이 손주에게 따듯하고 보드라운 잠옷을 선물하고 싶어요."
   "사돈이 매년 김장 김치를 보내주는데, 멋진 스카프를 선물해야겠어요."
3. 산타를 접을 때 천천히 접으면서 다른 사람이 하는 것도 보고, 잘 모르겠으면 서로 의논해보세요.

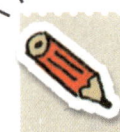 **한 줄 평**

○○동네 권 여사님

"산타라는 말을 들으면 아직도 마음이 설레요. 색종이 산타에 내 얼굴을 그리니 귀엽고 웃음이 나네요."

○○동네 최 사장님

"귀여운 산타를 보니 크리스마스가 벌써 다가온 것 같아요. 손주에게 주고 싶은 선물을 생각해봐야겠어요."

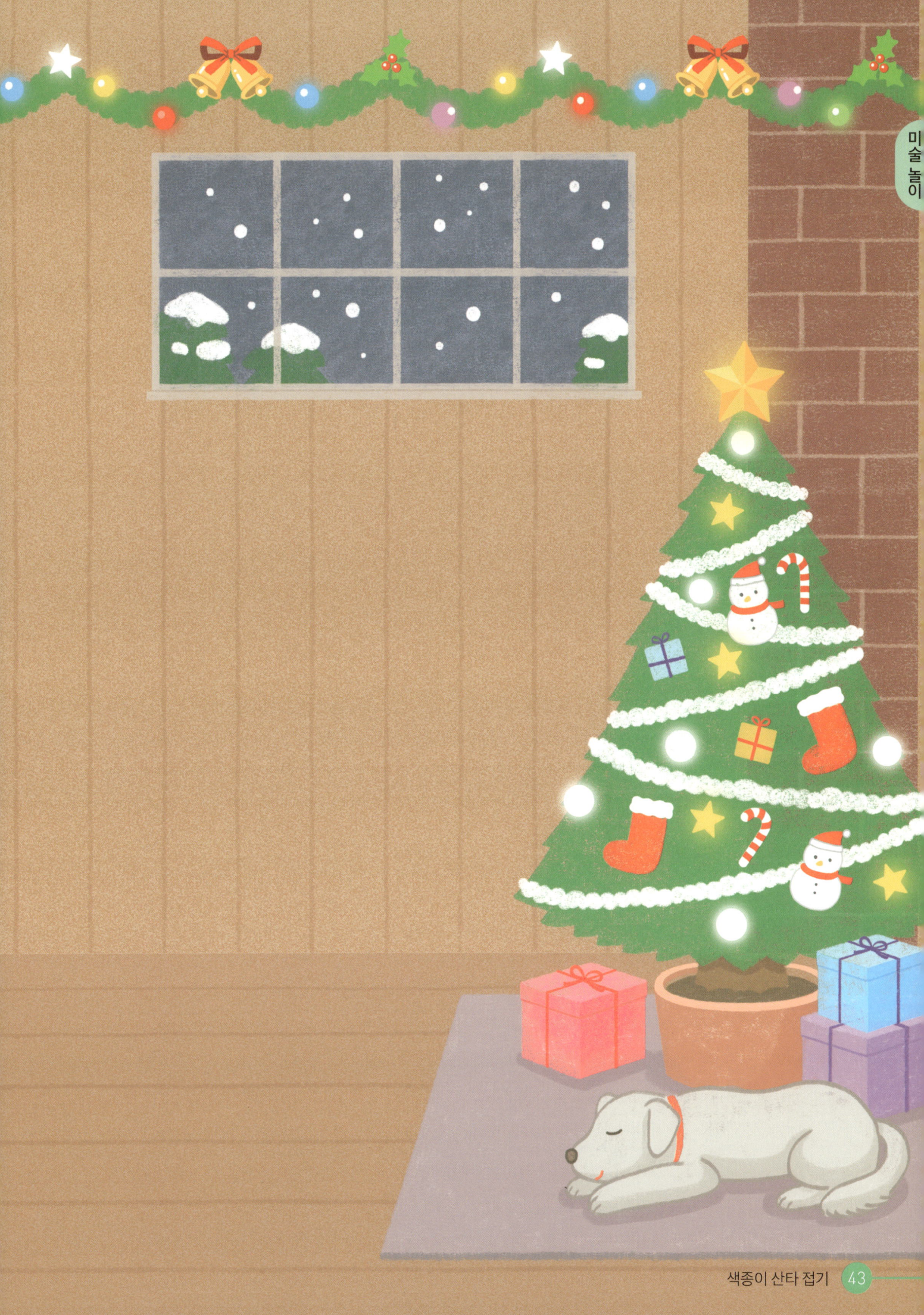
색종이 산타 접기

언어 놀이를 시작하기 전에 알아두면 좋아요

1. 놀이는 서두르지 말고 천천히 해야 잘할 수 있어요.
2. 상대방이 잘 들을 수 있도록 조금 큰 목소리로 또박또박 말해주세요.
3. 상대방의 이야기를 잘 듣는 것도 중요해요.

날마다 행복한 언어 놀이

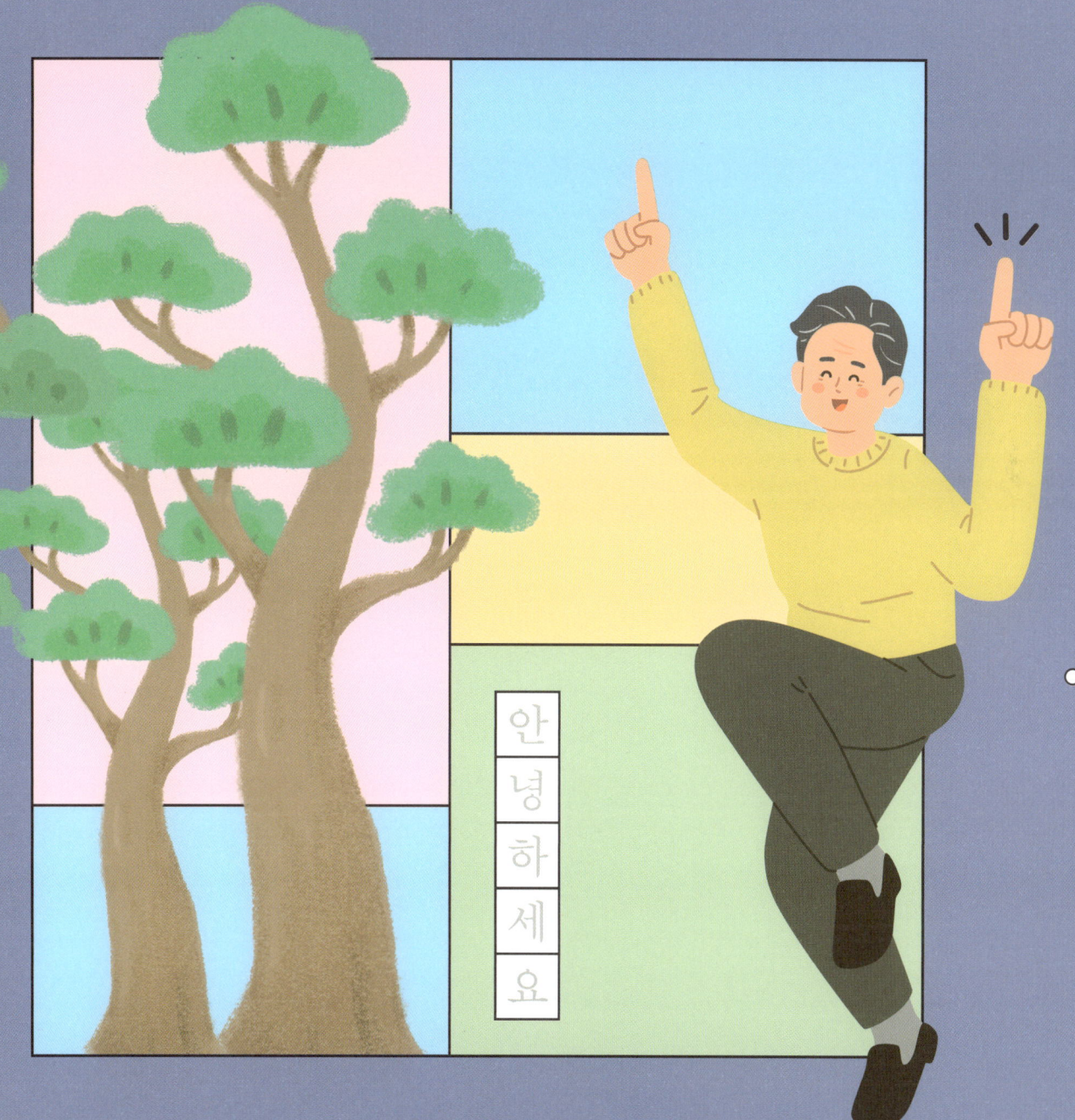

01 나는 속담왕
02 옛날이야기
03 여보세요 전화기
04 끝말잇기
05 시장에 가면
06 한글 따라 쓰기
07 대결! 콩을 옮겨라!

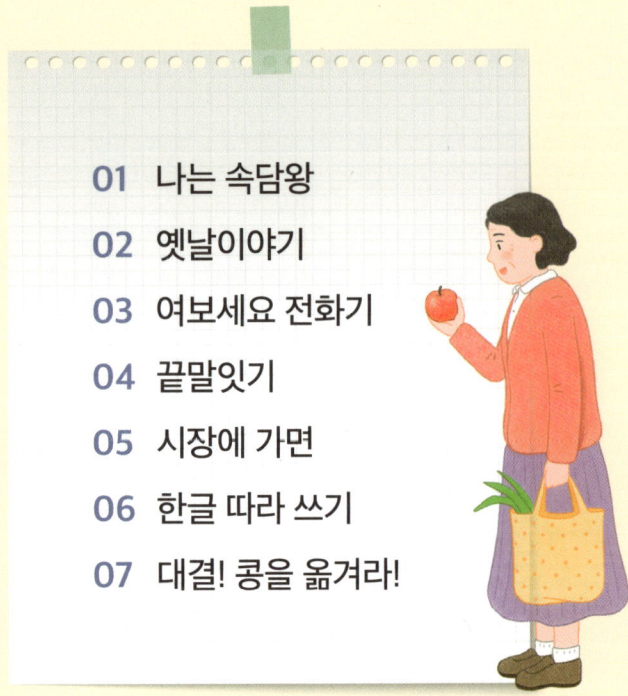

나는 속담왕

오랜 세월 동안 전해져 온 우리의 속담을 말해보세요.

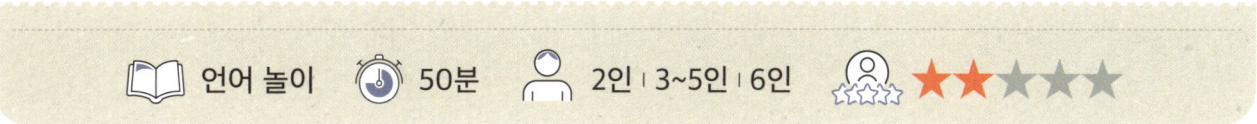

📖 언어 놀이   ⏱ 50분   👤 2인 | 3~5인 | 6인   👥 ★★★★★

준비물 속담 카드(77쪽)

놀이 방법
1. 모두 동그랗게 둘러앉아요.
2. 한 사람이 속담 카드를 뽑고 다음처럼 빈칸에 들어갈 단어를 물어보세요. (속담 카드는 77쪽의 카드를 오려서 사용해요.)

☐☐☐ 도 맞들면 낫다.

천 리 길도 ☐☐ 부터

시작이 ☐ 이다.

가는 말이 고와야 ☐☐☐ 곱다.

☐☐☐ 도 두들겨 보고 건너라.

아는 것이 ☐

풀이 71쪽

③ 속담을 맞힌 사람에게 해당 카드를 주세요.

④ 각자 모은 카드 중에 한 장씩 골라 속담이 뜻하는 것을 이야기 해보세요.

⑤ 카드 개수가 제일 많은 속담왕에게 축하 박수를 보내세요. 그리고 서로서로 칭찬해요.

 이렇게 해보세요!

① 속담 카드를 활용하여, 다양한 속담을 이야기해보세요.

② 부정적인 뜻을 가진 속담은 빼주세요.

 **한 줄 평**

○○동네 장 여사님

"놀이할 때, 한 개 빼고 원래 다 알았던 속담인데 몇 개만 생각났어요. 열심히 공부해서 속담왕이 될 거예요."

옛날이야기

옛날 옛적에 내가 알고 있는 옛날이야기를 해보세요.

| 언어 놀이 | 50분 | 2인 | 3~5인 | 6인 | ★★☆☆☆ |

준비물 없음

놀이 방법

1. 모두 동그랗게 둘러앉아요.
2. 어릴 적 할머니에게 들었던 옛날이야기 보따리를 풀어보세요. 재미있는 이야기가 엄청 많을 거예요.
3. 옛날이야기를 재미있게 들은 후 이야기를 한 사람에게 감사의 인사로 박수를 보내세요.

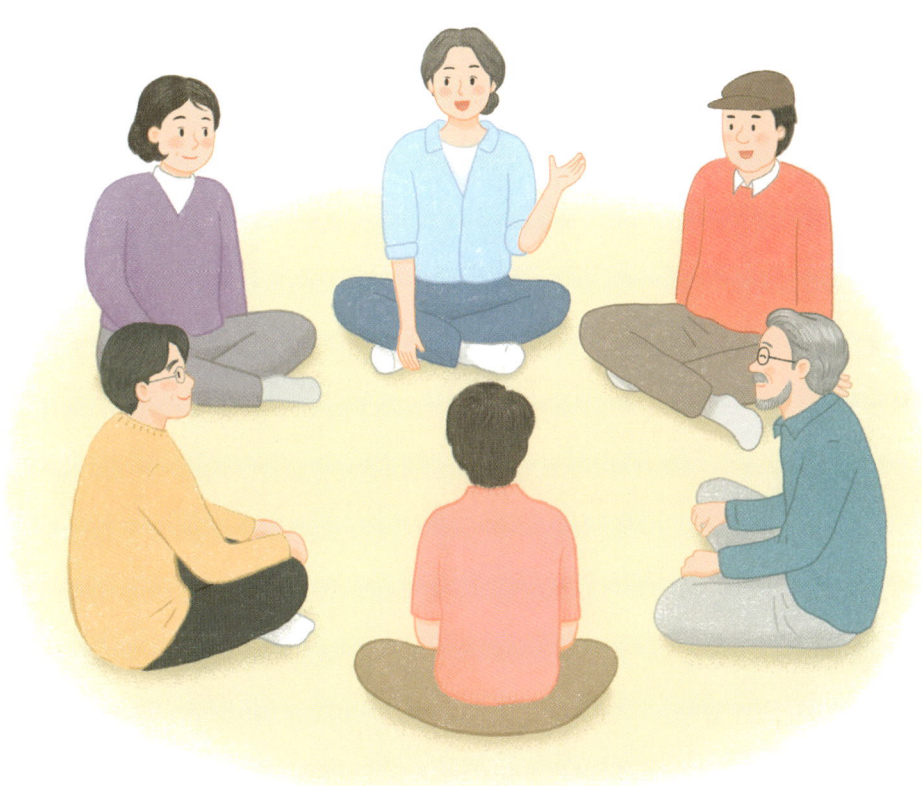

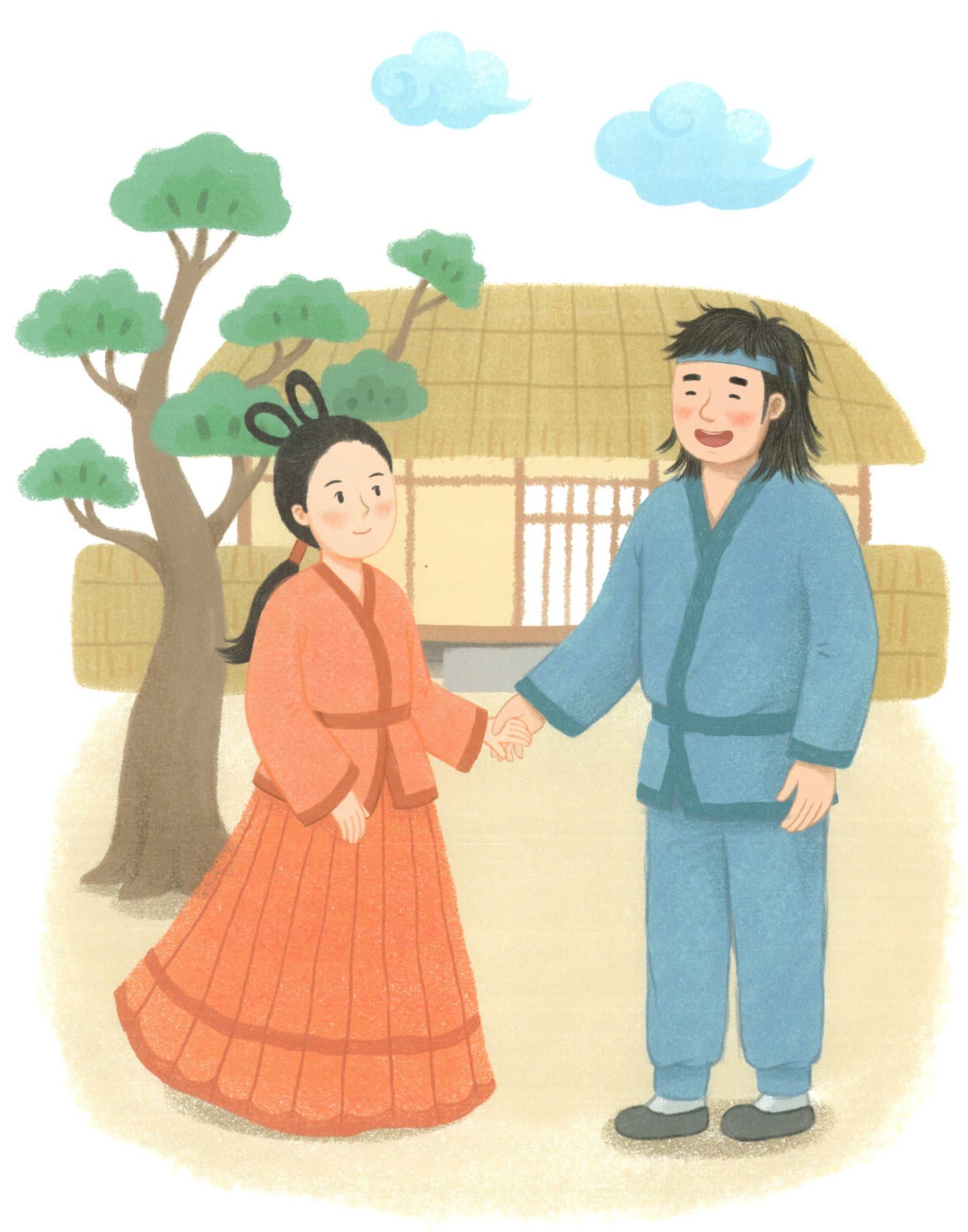

바보 온달과 평강 공주

옛날 옛적 고구려에 평강이라는 울보 공주가 살았어.
"으앙 아아아! 으앙 아아아!"
"그만 울어라. 그렇게 울면 바보 온달에게 시집 보낸다."
그런데 참 신기하게도 공주는 바보 온달 얘기만 하면 '뚝' 하고 울음을 그치는 거야.

어느 덧 세월은 흐르고 평강 공주는 시집갈 때가 되었어. 그런데 공주가 바보 온달과 결혼을 하겠다고 말을 한 거야.
"온달에게 시집 보낸다고 하셨잖아요. 전 온달 님과 결혼하겠어요."
"뭐라고 이 나라 공주가 바보와 혼인을 한다고? 너는 오늘부터 내 딸이 아니다."
임금인 아버지의 반대에 평강 공주는 보따리를 싸서 물어물어 온달의 집으로 갔어.
평강 공주와 살게 된 온달은 학문과 검술, 활쏘기, 말 타기, 달리기를 열심히 했지. 평강 공주도 온달의 어머님을 따라 들로 산으로 다니면서 나물을 캐서 반찬을 만들고 땔감도 해왔어.

그러던 어느 날, 평강 공주는 나라에서 달리기 대회가 열린다는 소식을 들었어. 그래서 온달에게 얘기했지.
"온달 님 이번에 꼭 일등을 하세요."
"알겠소. 달리기라면 자신 있소."
온달은 어려서부터 들로 산으로 뛰어다니면서, 들꽃도 보고 산새 노래도 듣고 배고프면 으름도 따먹으며 자랐지.

"저 산모퉁이까지 갔다가 먼저 오는 사람이 일등이라고."

달리기 대회에서 온달은 산모퉁이까지 제일먼저 가볍게 뛰어갔다 왔어.
그런 온달을 보고 바보 온달이 아니냐며 동네 사람들은 수군거렸지.
"뭐라고 온달이라고?"
대회에서 1등을 한 온달을 보고 임금님은 깜짝 놀랐단다.
"아주 장하도다! 내 사위!"
임금님은 평강 공주와 온달에게 성대한 결혼식을 올려주었어.

온달은 용감하고 지혜로운 장군이 돼서 나라에 큰 공을 세웠고,
어머님을 모시고 평강 공주와 오래오래 행복하게 잘 살았대.

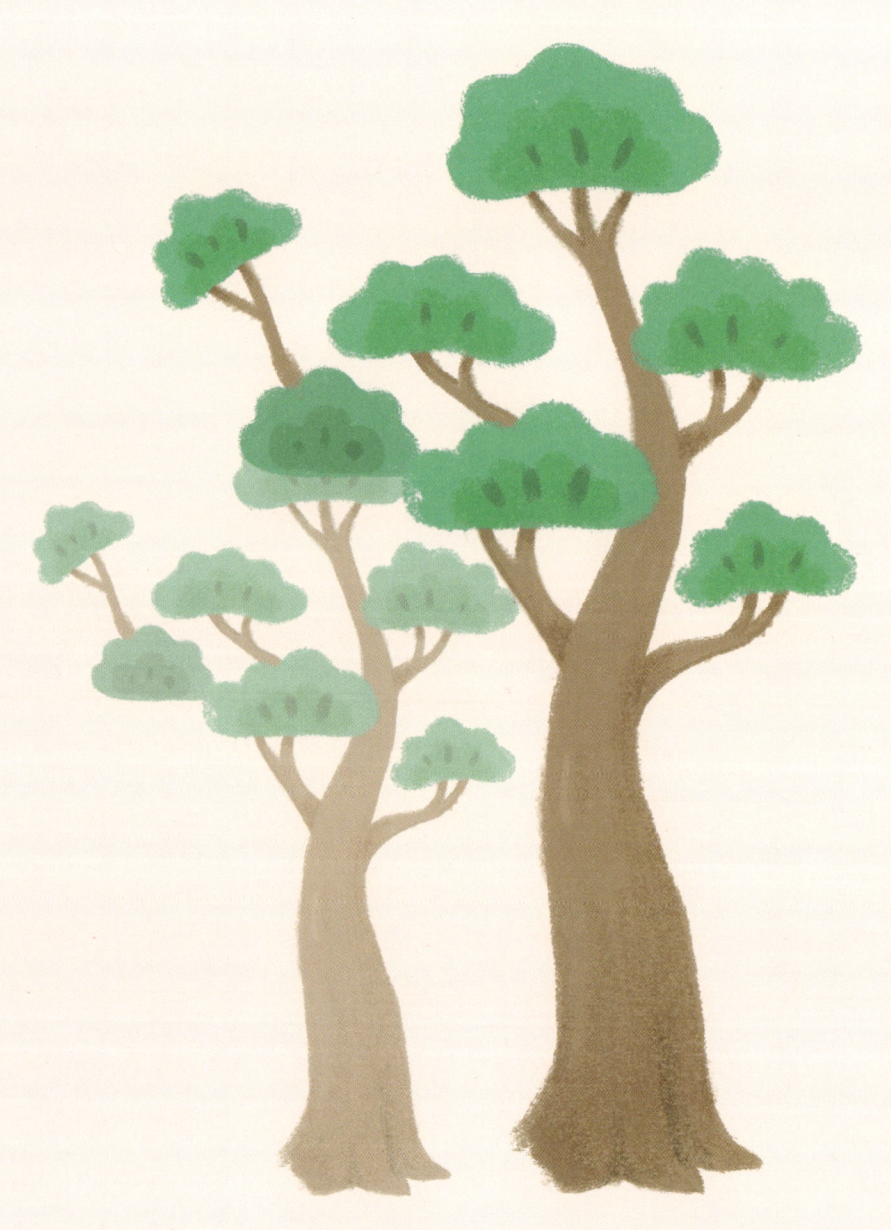

이렇게 해보세요!

1. 등장인물에 맞게 목소리에 감정을 담아 실감나게 이야기해보세요.
2. 옛날이야기 책에 내용을 정리하고 외워서 손주들에게 이야기해 주세요. 이때 이야기를 더 넣거나 빼기도 하면서 나만의 이야기를 만들어보세요.
3. 이야기를 스마트폰에 녹음하거나 영상으로 찍어 자주 못 만나는 손주들에게 보내주면 좋아할 거예요.

놀이할 때 이것만 주의해주세요!

1. 상대방이 잘 들을 수 있도록 조금 큰 목소리로 또박또박 이야기하세요.
2. 상대방의 이야기를 잘 듣는 것도 중요해요.

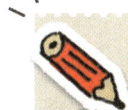 **한 줄 평**

○○동네 신 여사님
"그동안 손주들에게 동화책만 읽어줬는데, 이제는 옛날에 우리 할머니가 들려주셨던 이야기를 해줘야겠어요. 할머니는 어디서 그렇게 많은 옛날이야기를 알게 되었는지 그것도 궁금해요."

여보세요 전화기

따르릉! 따르릉! 전화로 안부 인사를 나눠보세요.

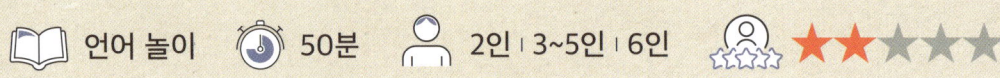

📖 언어 놀이　⏱ 50분　👤 2인 | 3~5인 | 6인　★★☆☆☆

 종이컵 2개, 실(양팔을 벌려 두 번 잰 길이), 가는 나뭇가지 2개(엄지손가락 한 마디 길이), 이쑤시게

1. 모두 동그랗게 둘러앉아요.
2. 2개의 종이컵의 바닥을 이쑤시게로 살짝 뚫어주세요.
3. 준비한 나뭇가지의 가운데 부분을 실로 단단히 묶어주세요.
4. 나뭇가지를 ②의 종이컵 바닥 가운데로 통과시켜 위로 빼고, 다시 눕혀서 컵 바닥에 고정시켜요.
5. 두 사람이 컵을 하나씩 들고 떨어져서 실을 팽팽하게 만들어요.
6. 말할 때는 컵을 입에 대고 들을 때는 귀에 대세요.
7. 전화로 안부 인사를 나눠보세요.

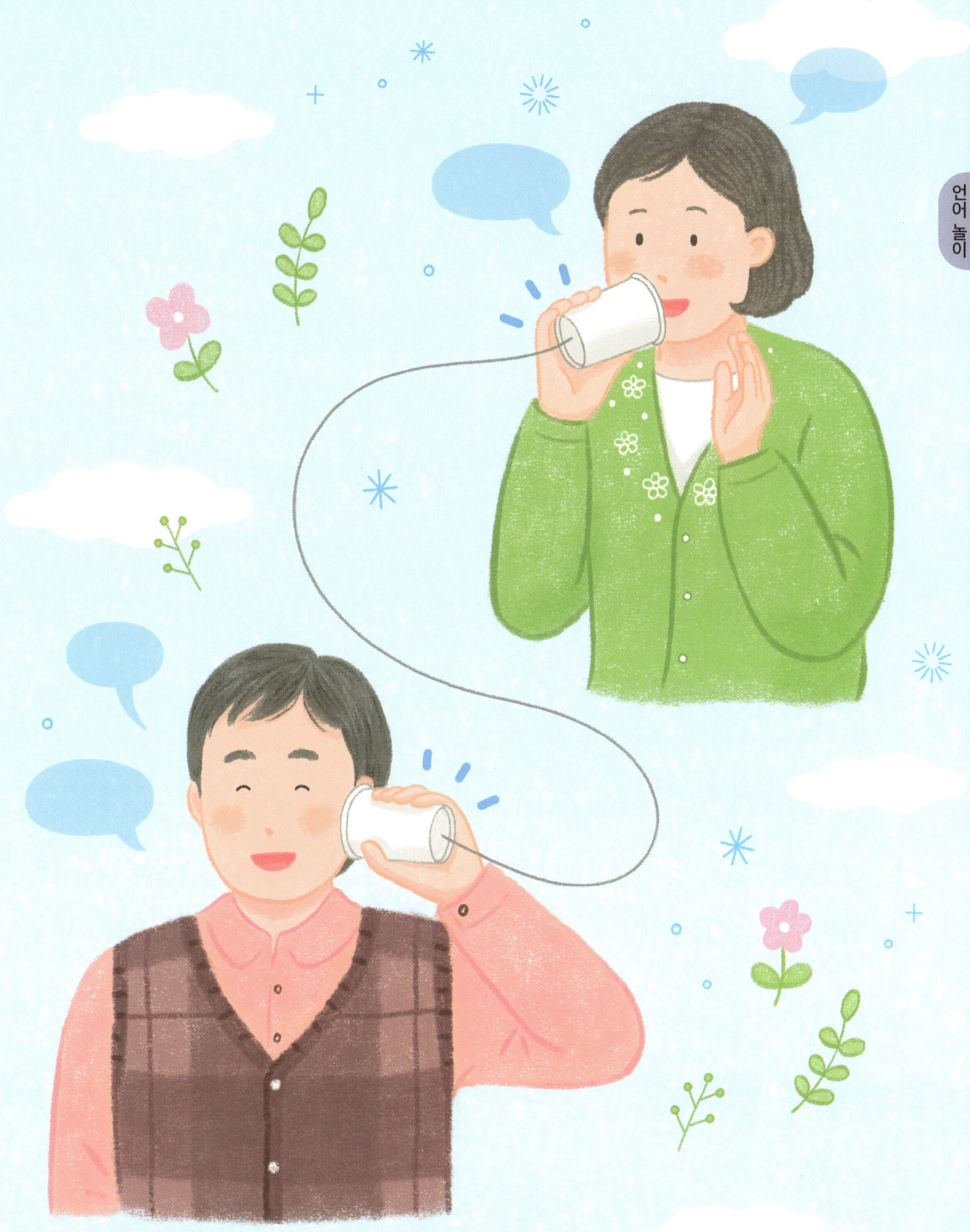

여보세요 전화기

인사1

따르릉~

"여보세요. 아버님, 다리 아프신 건 좀 어떠세요?"

"그래 좀 나았다. 애기는 요즘 밤에 잠은 잘 자니?"

"네, 밤에 한 번 깨는데 바로 잠 들어요."

"응 그렇구나, 다행이네."

인사2

따르릉~

"여보세요. 엄마 뭐해요?"

"응, 엄마 지금 저녁 먹고 텔레비전 보고 있어."

"지금 온이 아빠가 복숭아랑 나물 반찬 가지고 출발했으니까 곧 도착할 거예요."

"아이고, 더운데 고생이다. 고마워. 잘 먹을게."

인사3

따르릉~

"여보세요, 언니 저예요. 요즘 어떻게 지내세요?"

"응! 하루 한 번씩 밖에 나가 운동도 하고 잘 지내."

"그러시구나! 언니 요즘 햇멸치가 나와서 제가 좀 샀거든요. 방금 택배로 부쳤어요."

"그래, 고마워. 잘 먹을게."

"네, 맛있게 드세요."

이렇게 해보세요!

새해 인사, 추석 인사 등 서로 맞는 인사말에 선을 그어보세요.

새해 인사 ●　　● 잘 키워주셔서 감사드려요. 항상 건강하세요.

환갑 인사 ●　　● 결혼 축하해요. 오래오래 행복하게 잘 사세요.

크리스마스 인사 ●　　● 축복 듬뿍 받는 크리스마스 되세요.

어버이날 인사 ●　　● 출산을 축하해요. 산모와 아기 모두 건강하세요.

스승의 날 인사 ●　　● 몸은 좀 어떠세요? 얼른 쾌차하세요.

결혼식 인사 ●　　● 생일 축하드려요. 늘 건강하세요.

출산 인사 ●　　● 환갑 축하드려요. 행복하세요.

생일 인사 ●　　● 선생님 은혜 감사합니다. 늘 건강하시고 행복하세요.

입학 인사 ●　　● 새해 복 많이 받으세요.

졸업 인사 ●　　● 새로운 출발 응원할게요. 이제 꽃길만 걸으세요.

병문안 인사 ●　　● 입학을 축하해! 학교생활 잘하고 응원할게!

집들이 인사 ●　　● 이사 축하해요. 많이많이 행복하세요.

감성 인사 ●　　● 여기 첫눈이 내려요.

풀이 71쪽

❗ 놀이할 때 이것만 주의해주세요!

1 통화할 내용을 미리 이야기하고 놀이를 하세요. 할 말이 생각 안 날 수가 있어요.

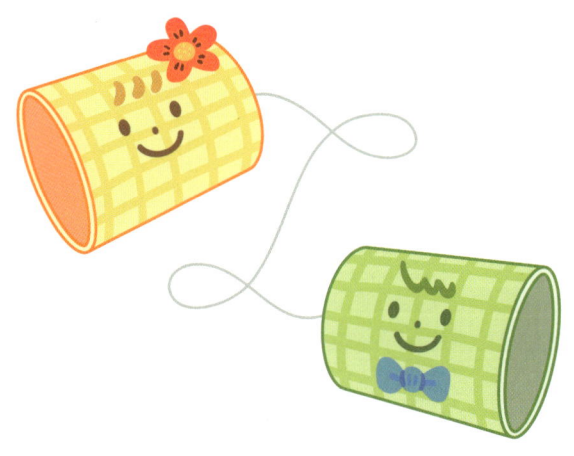

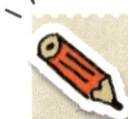 한 줄 평

○○동네 안 여사님

"놀이지만 전화를 받으니 선물 받은 기분이에요. 나도 전화 올 때만 기다리지 말고 안부 전화 좀 걸어야겠어요."

04

끝말잇기

쿵쿵따 쿵쿵따 끝말잇기를 해보세요.

📖 언어 놀이　⏱ 50분　👤 2인 | 3~5인 | 6인　★★★★★

준비물　도화지, 색연필

놀이 방법

① 놀이 준비물을 만들어요.

　〈준비〉끝말이 이어지는 세 글자 단어를 도화지에 적어요.

첫 번째 제시어 '고'	고등어 ⇨ 어물전 ⇨ 전깃줄 ⇨ 줄반장 ⇨ 장구채 ⇨ 채송화 ⇨ 화장수 ⇨ 수평선 ⇨ 선인장 ⇨ 장기판 ⇨ 판박이 ⇨ 이불장
두 번째 제시어 '이'	이발소 ⇨ 소꿉질 ⇨ 질경이 ⇨ 이슬비 ⇨ 비둘기 ⇨ 기러기 ⇨ 기성복 ⇨ 복덕방 ⇨ 방송국 ⇨ 국사발 ⇨ 발자국 ⇨ 국화전
세 번째 제시어 '자'	자가용 ⇨ 용달차 ⇨ 차멀미 ⇨ 미술관 ⇨ 관상대 ⇨ 대장간 ⇨ 간자미 ⇨ 미장원 ⇨ 원숭이 ⇨ 이웃집 ⇨ 집배원 ⇨ 원추리

② 모두 동그랗게 둘러앉아요.

③ 도화지에 적힌 단어를 보고 끝말잇기 게임을 해요. 돌아가며 순서대로 한 단어씩 말해요.

④ 첫 번째 사람은 쿵쿵따 4번, 다음 사람은 쿵쿵따 2번을 말하면 돼요.

⇨ 쿵쿵따 쿵쿵따 쿵쿵따 쿵쿵따 '고등어'

⇨ 쿵쿵따 쿵쿵따 '어물전'

⇨ 쿵쿵따 쿵쿵따 '전깃줄'

*도화지에 적힌 글자를 보면서 해도 괜찮아요.

이렇게 해보세요!

❶ 도화지에 적지 않고 끝말잇기를 할 수 있어요.

❷ 쿵쿵따 장단에 맞춰 각자 팔 동작을 해보고, 한 사람의 동작을 모두 따라서도 해보세요.

놀이할 때 이것만 주의해주세요!

❶ 도화지에 글씨를 쓸 때 크고 진하게 써야 잘 볼 수 있어요.

❷ 종이에 단어를 적어서 각자 앞에 놓으면 차례가 되었을 때 얼른 보고 말할 수 있어요.

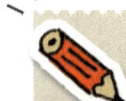

한 줄 평

○○동네 정 여사님
"이런 놀이가 처음이라 어떻게 하나 했는데 바로 잘할 수 있었어요. 호호호."

시장에 가면

두근두근 무엇을 살지 이야기해보세요.

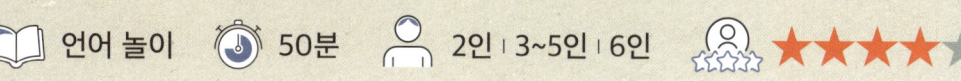

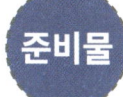 가게 카드(79쪽)

① 시장에 가면 어떤 가게가 있는지 이야기해보세요.

② 가게 카드를 한 장씩 가지세요. (79쪽의 가게 카드를 오려서 사용해요.)

③ 첫 번째 사람이 가게 카드의 이름을 '시장에 가면' 노래에 맞춰 말해요.

> ⇨ 시장에 가면 채소가게 있고
>
> 두 번째 사람은 앞사람이 얘기한 가게 이름을 포함해서 말해요.
>
> ⇨ 시장에 가면 채소가게 있고 정육점도 있고
>
> 세 번째 사람은 앞에 두 사람이 얘기한 가게 이름을 포함해서 말해요.
>
> 다음 사람들은 계속해서 앞에 사람들이 얘기한 가게 이름을 포함해서 말해요.

④ 중간에 가게 이름이 틀리면 처음 사람부터 다시 시작하세요.

⑤ 마지막 사람은 가게 이름 뒤에 '있고' 대신 '있다'로 말해요.

⑥ 마지막 사람까지 틀리지 않고 말하면 놀이가 끝나요.

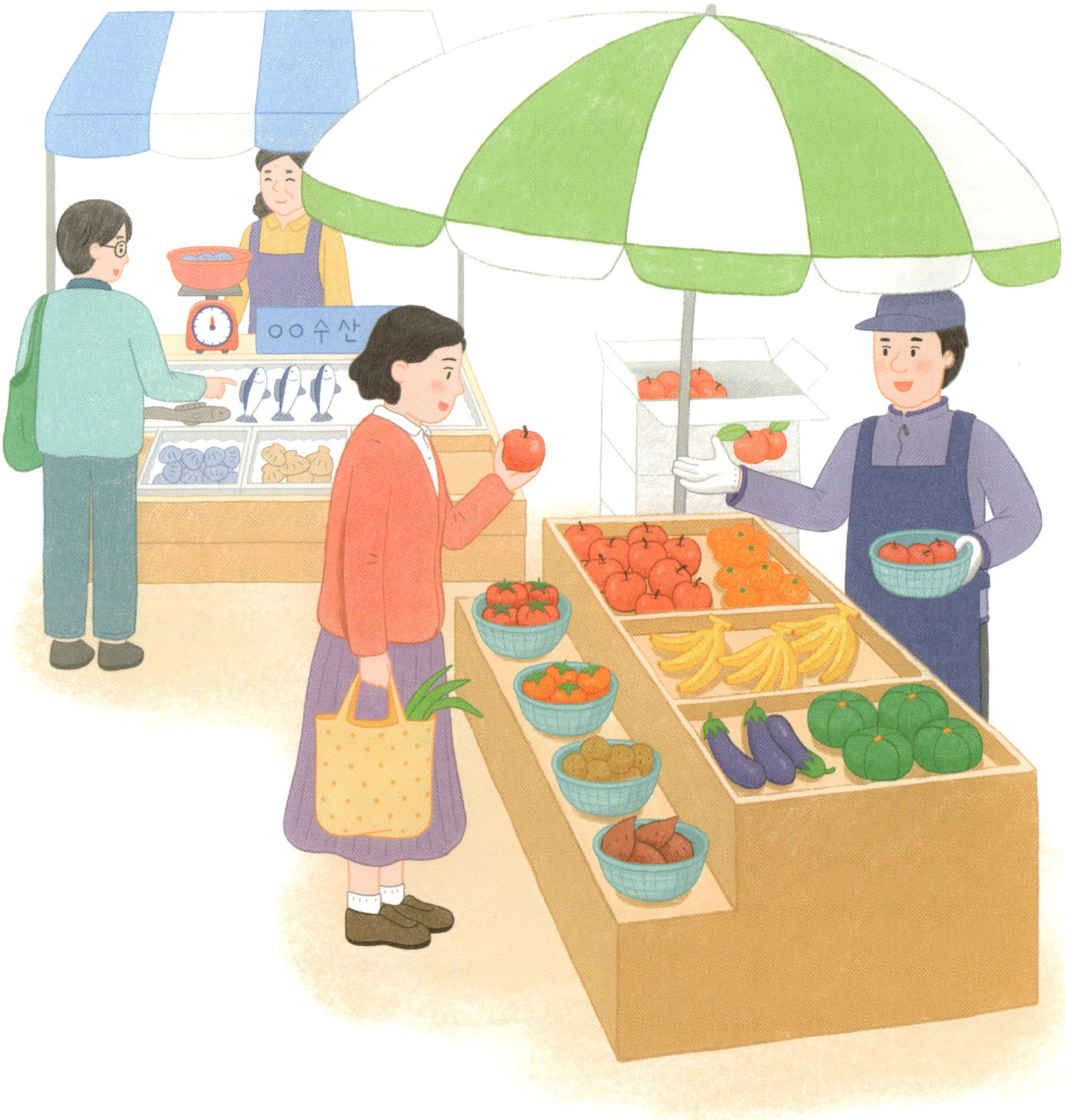

 이렇게 해보세요!

❶ 가게 카드 없이 가게마다 파는 물건으로 이야기해보세요.

예시 시장에 가면을 '분식집에 가면'으로 바꿔서

> 첫 번째 사람이 분식집에서 파는 음식 이름을 '분식집에 가면'에 맞춰 말해요.
> ⇨ 분식집에 가면 떡볶이도 있고
>
> 두 번째 사람은 앞사람이 얘기한 음식 이름을 포함해서 말해요.
> ⇨ 분식집에 가면 떡볶이도 있고 김밥도 있고

세 번째 사람은 앞에 두 사람이 얘기한 음식 이름을 포함해서 말해요.

다음 사람들은 계속해서 앞에 사람들이 얘기한 음식 이름을 포함해서 말해주세요.

❷ 시장에 가면 사고 싶은 물건을 이야기해보세요.

예시 김치 담그는 재료 사기

첫 번째 사람 "시장에 가면 배추도 사고"
두 번째 사람 "시장에 가면 대파도 사고"
세 번째 사람 "시장에 가면 마늘도 사고"

돌아가며 생강, 고춧가루, 새우젓 등을 말하고 맨 끝에 사람은 "다 샀다"로 말해요. 사고 싶은 물건을 전부 사면 놀이가 끝나요.

⚠ 놀이할 때 이것만 주의해주세요!

❶ 인원이 많으면 가게 이름 외우기가 어려울 수 있어요. 2~5명 정도가 좋아요.

❷ 가게 이름을 말하는 순서가 바뀌어도 괜찮아요.

❸ 순서가 되었을 때 늦게 말해도 기다려주세요.

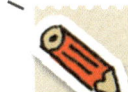

한 줄 평

○○동네 서 여사님

"앞 사람들의 말을 듣고 외워서 말하기가 어렵지만, 시장을 생각하니 마음이 설레요. 그곳에 가면 신바람이 나거든요! 분식집 순대랑 어묵 국물, 튀김 생각이 나요."

한글 따라 쓰기

아름다운 말·설레는 말 예쁜 한글을 써보세요.

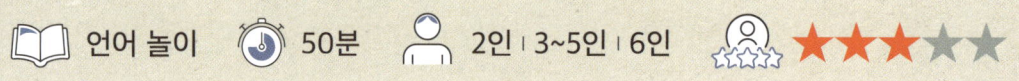

📖 언어 놀이   ⏱ 50분   👤 2인 | 3~5인 | 6인   ★★★★★

준비물 연필

놀이 방법

① 기분이 좋아지는 우리말이 있어요. 생각나는 아름다운 우리말을 말해보세요.

- **재미나다** – 아기자기하게 즐거운 기분이나 느낌이 나다.
- **달보드레하다** – 약간 달콤하다.
- **꽃바람** – 꽃 필 무렵에 부는 봄바람.
- **꽃보라** – 바람에 흩날리는 많은 꽃잎.
- **소록소록** – 아기가 곱게 자는 모양.
- **자장자장** – 아기를 재우는 노래.
  (자장자장 자장자장 우리 아기 잘도 잔다.)
- **예쁘다** – 아름답고 귀엽다.
- **사랑** – 아끼고 위하며 한없이 베푸는 일, 또는 그 마음.
- **사랑옵다** – 마음에 꼭 들도록 귀엽다.
- **징검다리** – 개울에 돌덩이나 흙을 담은 포대를 드문드문 놓아 디디고 건널 수 있게 만든 다리.
- **풀꽃** – 산이나 들에 저절로 나는 풀의 꽃.

❷ 손에 힘이 생기게 연필을 잡고 선 긋기 연습을 해요.

선 긋기 연습을 해보세요!
예시처럼 선 긋기를 하세요.

❸ 문장의 내용을 생각하면서 행복한 글씨 쓰기도 해보세요.

안	녕	하	세	요	.				
안	녕	하	세	요	.				

안	녕	히		계	세	요	.		
안	녕	히		계	세	요	.		

안	녕	히		다	녀	오	세	요	.
안	녕	히		다	녀	오	세	요	.

안	녕	히		주	무	세	요	.	
안	녕	히		주	무	세	요	.	

이렇게 해보세요!

❶ 양손에 힘을 빼고 천천히 주먹을 쥐었다 폈다 하며 손을 풀어보세요.

놀이할 때 이것만 주의해주세요!

❶ 지면에 팔을 자연스럽게 올려놓고, 연필은 너무 멀거나 가까이 잡지 말고 비스듬하게 잡고 힘은 적당하게 주세요.

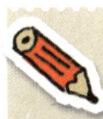 **한 줄 평**

○○동네 황 여사님
"오랜만에 연필 잡고 예쁜 글을 쓰니까 마음이 환해지는 느낌이에요."

대결! 콩을 옮겨라!

콩을 누가 더 많이 옮길까요?

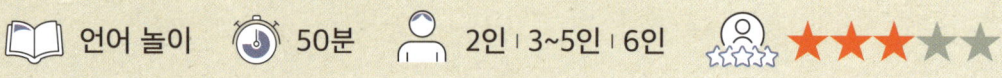

📖 언어 놀이   ⏱ 50분   👤 2인 | 3~5인 | 6인   ★★★★★

준비물 나무젓가락, 콩, 접시, 종이(콩 이름을 적음) 6장

놀이 방법

① 동그랗게 둘러앉아요.

② 각자 돌아가며 콩에 관한 이야기를 해보세요.

> **콩에 관한 이야기: 추억**
>
> 둥그런 밥상에 콩을 쏟아 놓고 벌레가 먹었거나 썩어서 쪼그라든 콩을 골라냈어요. 콩을 냄비나 팬에 볶아 아작아작 고소한 콩을 간식으로 먹었지요.

③ 인원에 맞추어 서리태콩, 메주콩, 강낭콩을 종이에 2장씩 적어 접어서 상에 올려놓은 후, 하나씩 집어 대결할 사람을 정해요. 같은 이름의 콩을 고른 사람끼리 대결하게 돼요.

④ 연습으로 콩 담은 접시에서 나무젓가락으로 콩을 10개씩 각자 내 접시에 옮겨 놓으세요.

⑤ 2명씩 대결해서 3분 동안 옮긴 콩의 개수를 세어요. 개수가 많은 사람이 이기게 돼요.

❻ 이긴 사람끼리 다시 콩을 옮겨 최종 우승자를 정해요.
❼ 우승자에게 박수로 축하하고, 다 같이 박수로 마무리해요.

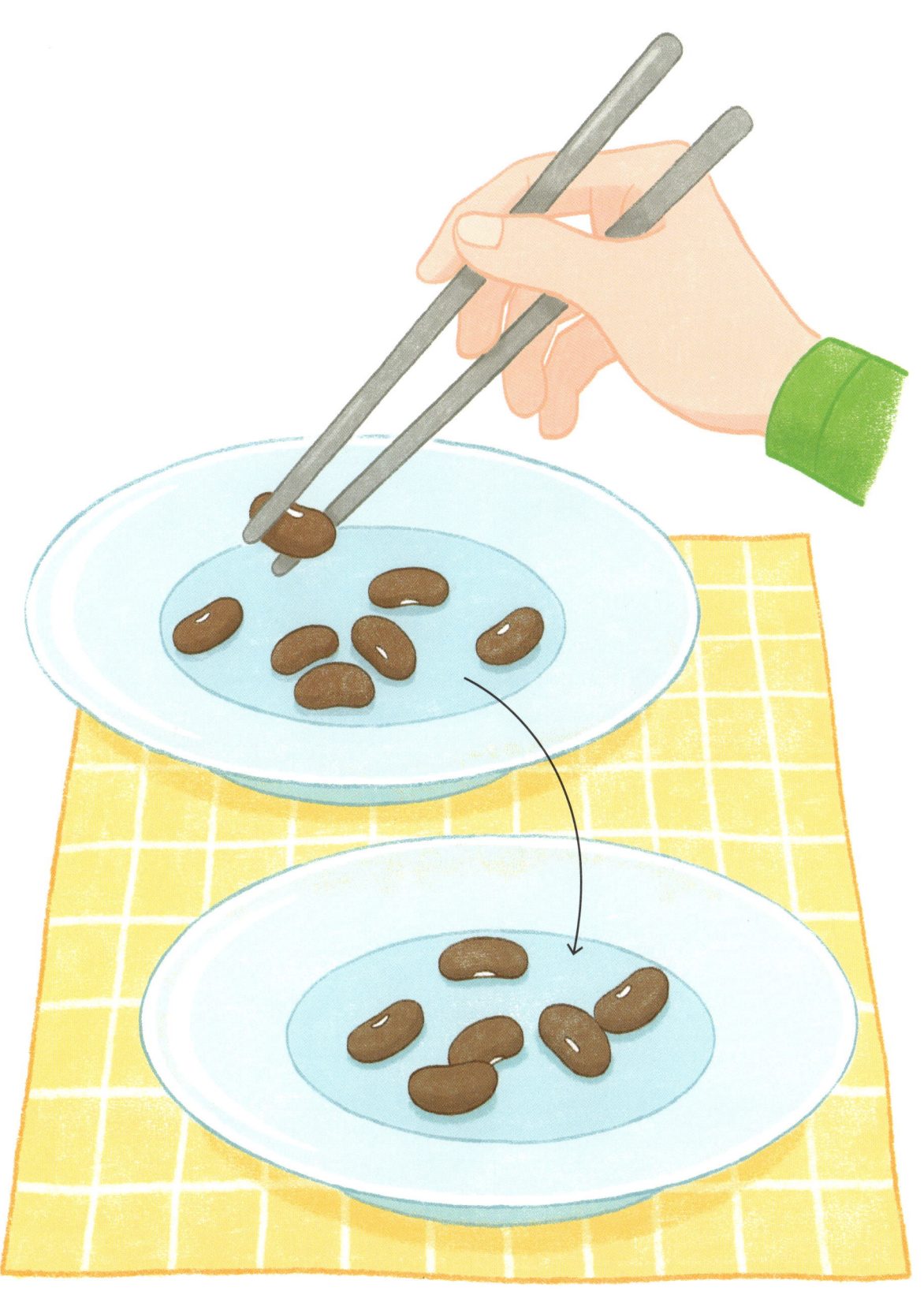

대결! 콩을 옮겨라!

이렇게 해보세요!

1. 콩을 셀 때 5개씩 줄을 세워 놓으면 수를 세기가 수월해요.
2. 응원 구호도 콩 이름으로 하면 재밌어요.
3. 종이에 이름을 쓰고 선을 따라 콩을 올려놓아 콩 이름 쓰기도 할 수 있어요.
4. 1:1, 2:2, 3:3으로 편을 짜서 콩 옮기기를 할 수 있어요.

놀이할 때 이것만 주의해주세요!

1. 결승에는 시간을 1분으로 줄이세요. 오래 집중하면 눈과 손이 힘들어요.

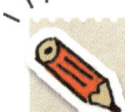 **한 줄 평**

○○동네 민 여사님
"어린 손주들이랑 대결할 땐 눈치 못 차리게 하면서 일부러 져주기도 해요. 지면 표정이 굳어져 이길 때까지 계속하자고 하고, 이기면 신바람 나서 집으로 가요."

풀이

나는 속담왕

| 백 | 지 | 장 |도 맞들면 낫다.

천 리 길도 | 한 | 걸 | 음 |부터

시작이 | 반 |이다.

가는 말이 고와야 | 오 | 는 | 말 | 이 | 곱다.

| 돌 | 다 | 리 |도 두들겨 보고 건너라.

아는 것이 | 힘 |

여보세요 전화기

새해 인사 ● — ● 잘 키워주셔서 감사드려요. 항상 건강하세요.

환갑 인사 ● — ● 결혼 축하해요. 오래오래 행복하게 잘 사세요.

크리스마스 인사 ● — ● 축복 듬뿍 받는 크리스마스 되세요.

어버이날 인사 ● — ● 출산을 축하해요. 산모와 아기 모두 건강하세요.

스승의 날 인사 ● — ● 몸은 좀 어떠세요? 얼른 쾌차하세요.

결혼식 인사 ● — ● 생일 축하드려요. 늘 건강하세요.

출산 인사 ● — ● 환갑 축하드려요. 행복하세요.

생일 인사 ● — ● 선생님 은혜 감사합니다. 늘 건강하시고 행복하세요.

입학 인사 ● — ● 새해 복 많이 받으세요.

졸업 인사 ● — ● 새로운 출발 응원할게요. 이제 꽃길만 걸으세요.

병문안 인사 ● — ● 입학을 축하해! 학교생활 잘하고 응원할게!

집들이 인사 ● — ● 이사 축하해요. 많이많이 행복하세요.

감성 인사 ● — ● 여기 첫눈이 내려요.

부록 1 색종이 튤립 접는 방법

준비물: 분홍색이나 주황색 색종이 1장

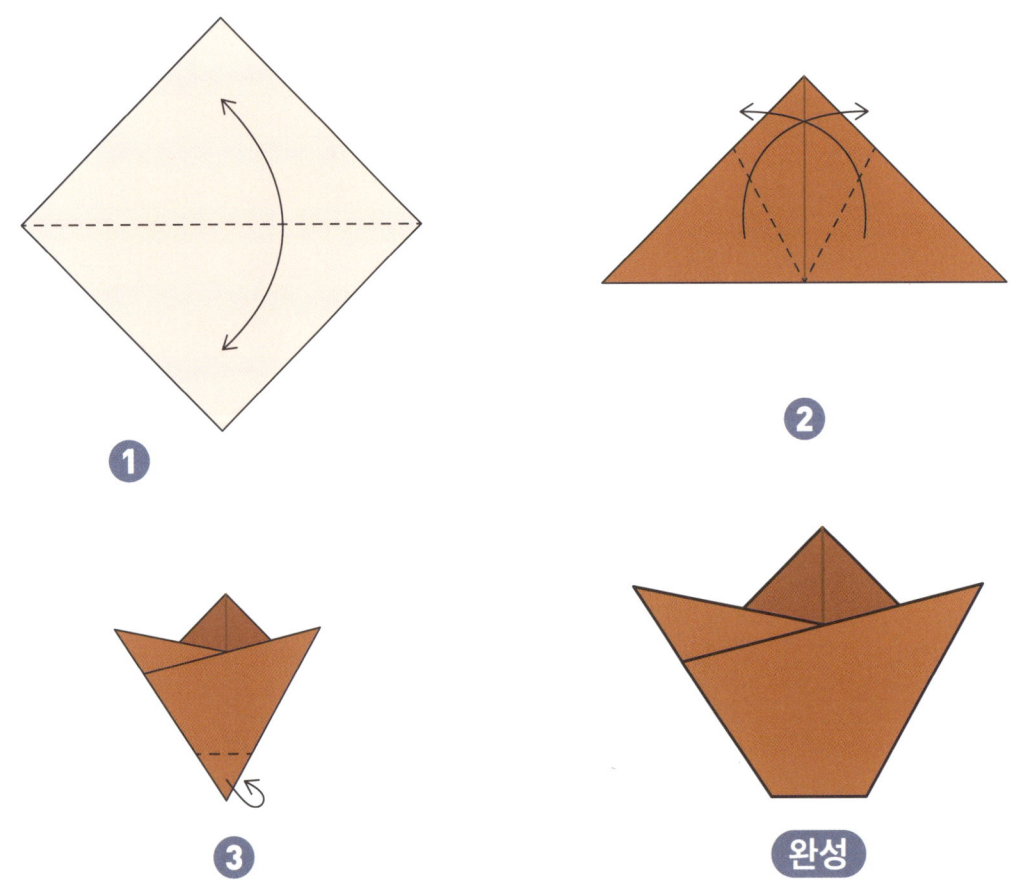

① 색종이를 그림처럼 반을 접습니다.

② 그림의 모양처럼 앞쪽과 뒤쪽으로 비스듬히 접습니다.

③ 겹친 삼각형 모양이 되면 밑 부분을 뒤로 접어 튤립꽃을 완성합니다.

부록 2 색종이 배 접는 방법   준비물: 색종이 1장

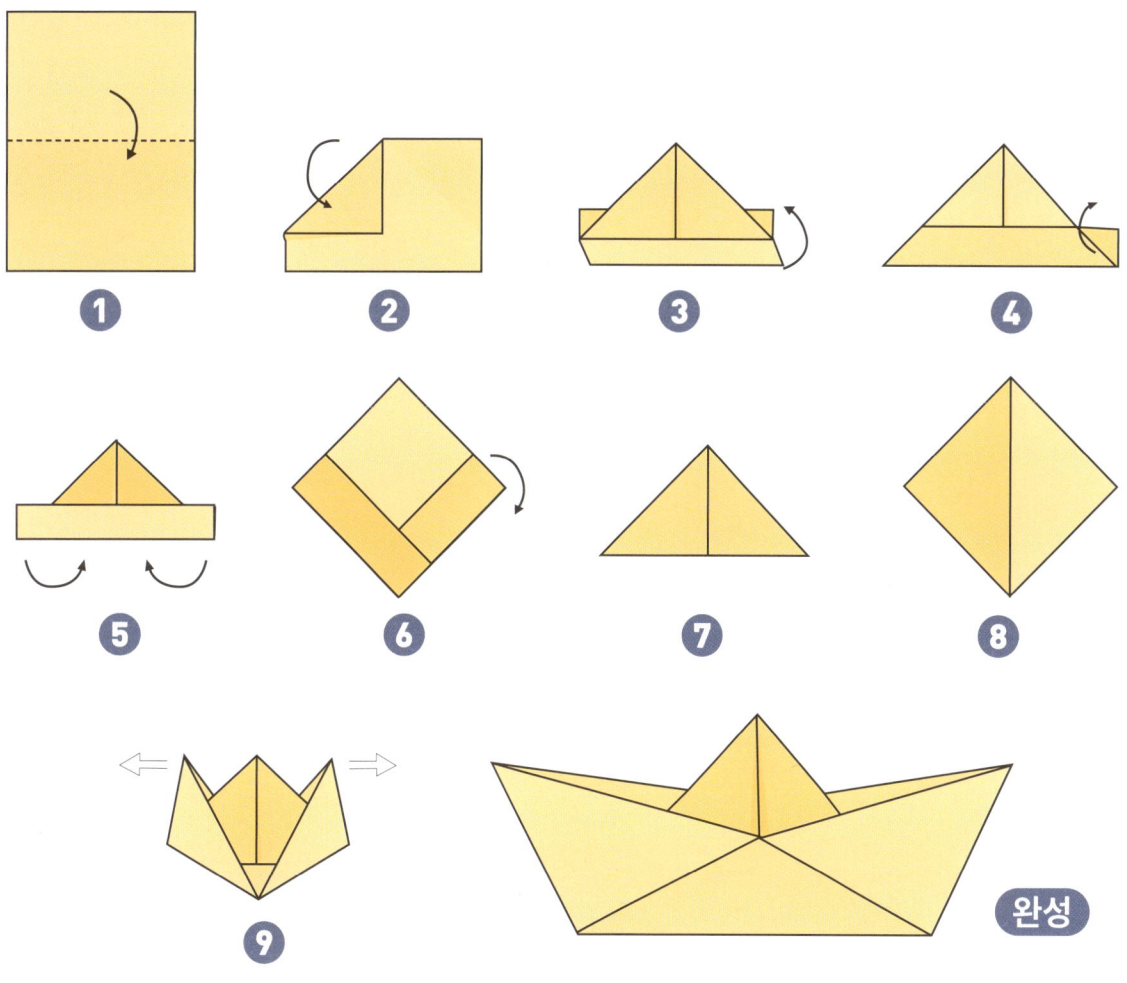

1. 색종이를 $\frac{1}{3}$만큼 접은 후 잘라 직사각형 모양을 만들어 줍니다. 종이를 가로 방향으로 반으로 접어줍니다.

2. 다시 종이를 세로 방향으로 반으로 접어준 후 중심선을 맞추어 양쪽을 접어줍니다.

3. 밑 부분을 접어 위로 올려줍니다.

4. 뒤집어서 아랫부분을 위로 접어 올려줍니다.

5. 아랫부분의 구멍에 손을 넣어 삼각형 꼭지점을 잡고 삼각형 좌우를 눌러 사각형 모양을 만들어줍니다.

6~7. 앞면과 뒷면의 윗부분을 반으로 접어줍니다.

8. 좌우 방향으로 눌러 마름모 모양으로 만들어줍니다.

9. 윗부분을 좌우로 벌려주면 종이배가 완성됩니다.

부록 3 색종이 산타 접는 방법

준비물: 빨간색 색종이 1장

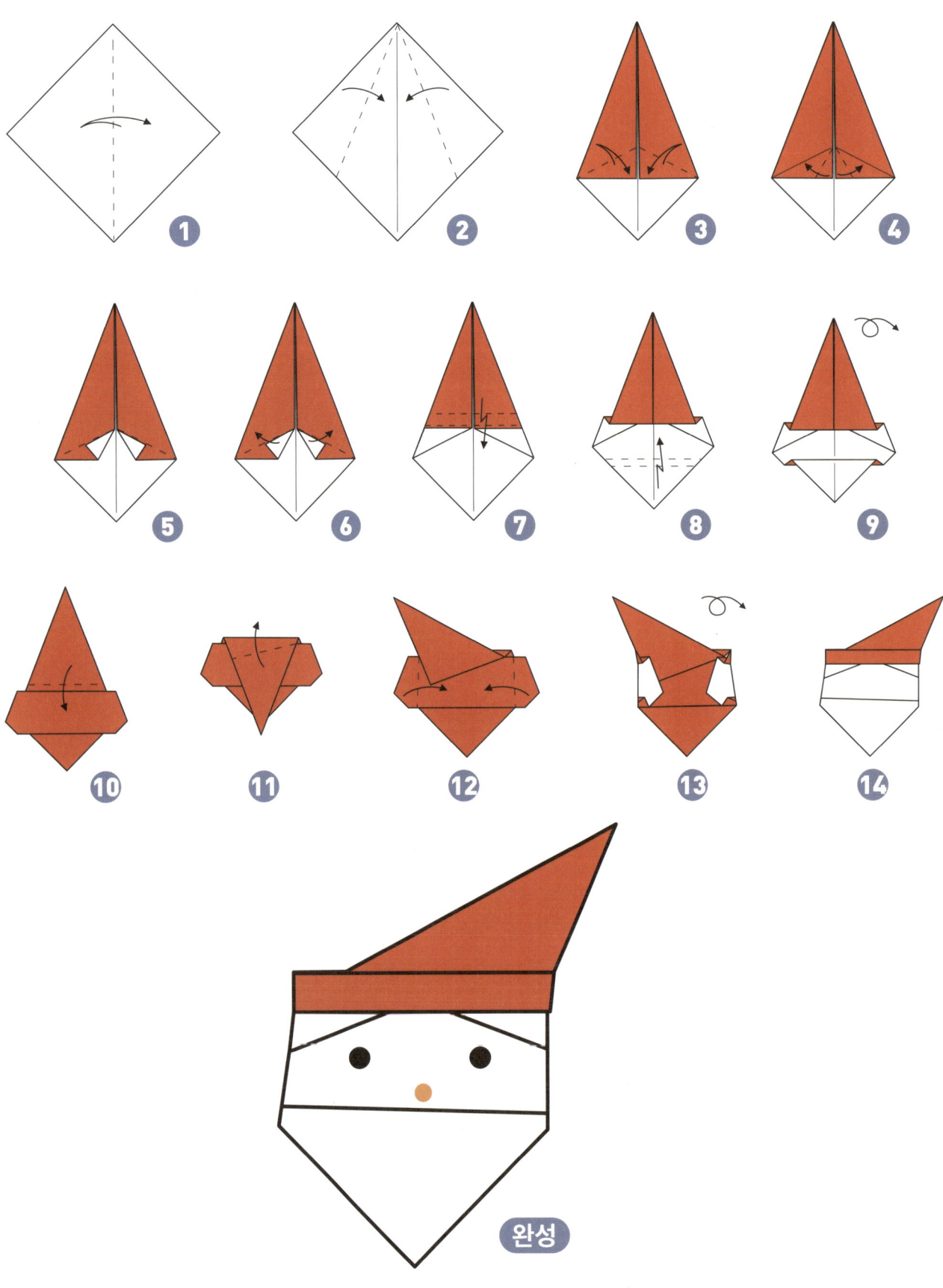

1. 그림처럼 색종이를 반으로 접어줍니다.
2. 그림의 점선처럼 중심에 맞춰 접어줍니다.
3. 그림의 빨간색 부분의 점선을 따라 접은 후 다시 펴줍니다.
4~5. 그림의 점선을 따라 바깥쪽으로 접어줍니다.
6. 그림의 점선을 따라 다시 바깥쪽으로 접어줍니다.
7. 그림처럼 두 개의 접을 위치를 생각하고 위쪽 점선부분을 위쪽으로 접은 후 밑에 점선부분을 아래쪽으로 접어줍니다.(계단접기)
8~9. 산타의 얼굴부분도 그림처럼 접을 위치를 생각하고 계단접기를 해줍니다.
10~11. ⑨의 색종이를 뒤집어주고, 그림의 점선을 따라 화살표 방향으로 접어줍니다.
12. 그림의 점선을 따라 안쪽으로 접어줍니다.
13~14. ⑫의 색종이를 뒤집어주고, 산타의 얼굴을 그려서 완성하면 됩니다.

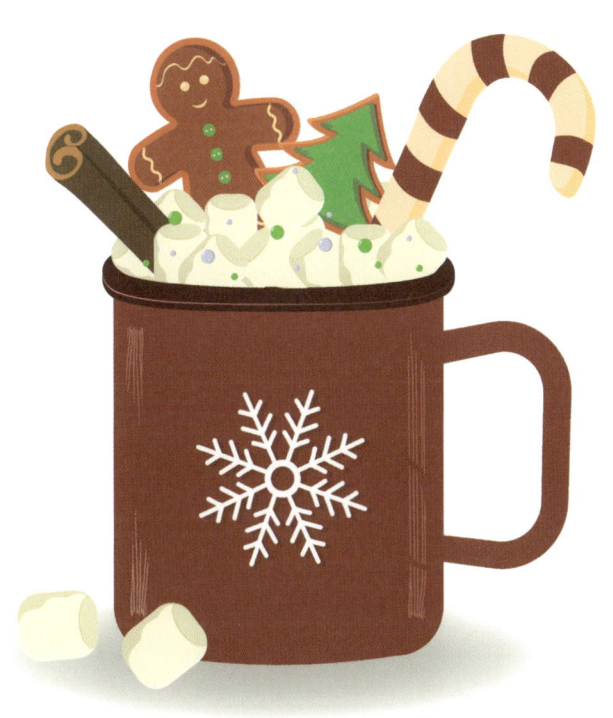

부록 색종이 산타 접는 방법

부록 4 색종이 물고기 접는 방법

준비물: 색종이 1장

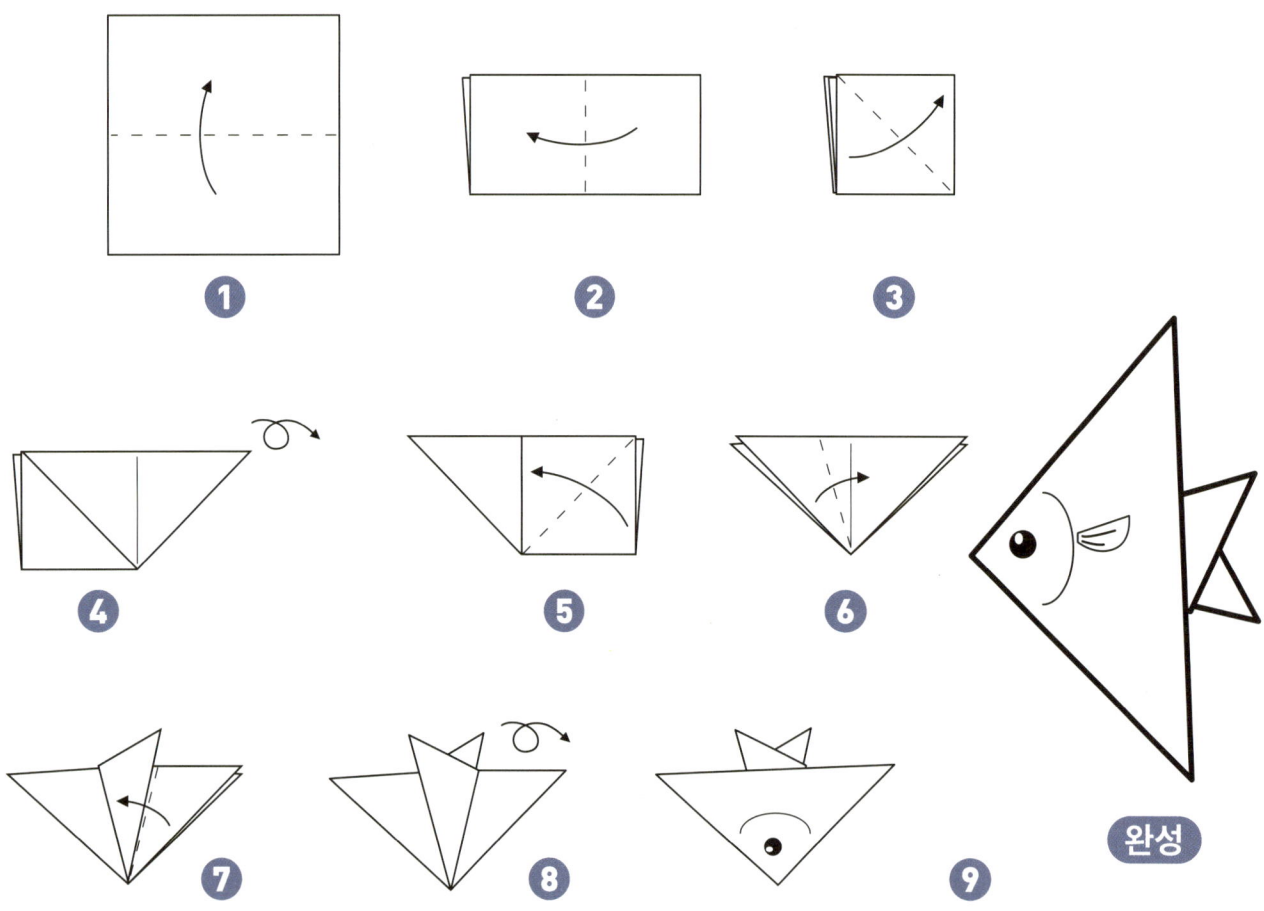

1. 색종이를 그림처럼 위로 반을 접어줍니다.
2. 그림처럼 다시 반으로 접어줍니다.
3. 그림의 점선을 기준으로 반을 접었다 펼쳐서 선을 만들어줍니다.
4. ③의 점선에 맞춰 색종이를 벌리면서 눌러 접어줍니다.
5. ④를 뒤집은 점선을 기준으로 접어준 후 ④처럼 벌려 눌러 접어줍니다.
6. 그림의 점선부분처럼 한쪽의 색종이를 접어줍니다.
7. 접어준 옆부분의 색종이도 ⑥처럼 접어줍니다.
8. 꼬리부분이 완성됩니다.
9. 색종이를 뒤집어서 눈과 아가미 지느러미를 그려 완성합니다.

부록 5 속담 카드

백지장도 맞들면 낫다	천 리 길도 한 걸음부터	시작이 반이다
가는 말이 고와야 오는 말도 곱다	돌다리도 두들겨 보고 건너라	아는 것이 힘
말 한마디로 천 냥 빚을 갚는다	등잔 밑이 어둡다	구슬이 서 말이라도 꿰어야 보배

부록 6 가게 카드

생선가게	쌀집	기름집
반찬가게	만두집	과일가게
채소가게	정육점	분식집